Ebru Yilmaz

Przegląd złożonego regionalnego zespołu bólowego

Ebru Yilmaz

Przegląd złożonego regionalnego zespołu bólowego

Definicja, cechy kliniczne, diagnoza i leczenie

Wydawnictwo Bezkresy Wiedzy

Imprint

Cover image: www.ingimage.com

Publisher:
Wydawnictwo Bezkresy Wiedzy
is a trademark of
International Book Market Service Ltd., member of OmniScriptum Publishing Group
17 Meldrum Street, Beau Bassin 71504, Mauritius

Printed at: see last page
ISBN: 978-620-2-44706-5

Przegląd kompleksowego regionalnego zespołu bólowego: Definicja, cechy kliniczne, diagnoza i leczenie

Spis treści

Wprowadzenie

Złożony regionalny zespół bólowy (CRPS) jest rzadko spotykaną formą przewlekłego bólu, który zazwyczaj występuje w ramieniu lub nodze. CRPS odróżnia się od innych stanów bólu przewlekłego obecnością objawów wskazujących na wyraźne zmiany autonomiczne i zapalne w okolicy bólu. Wiąże się to z zaburzeniami w nerwach autonomicznych, sensorycznych i motorycznych, skórze i kości. Zespół ten często wiąże się z poważnymi zaburzeniami czynności życiowych i zdolności do funkcjonowania. Może to prowadzić do znacznej niepełnosprawności fizycznej i społecznej (1). Dlatego ważne jest, aby lekarze rozpoznawali i diagnozowali to zaburzenie w celu zapewnienia odpowiedniej opieki i wskazówek pacjentom cierpiącym na tę wyniszczającą chorobę. Celem tej książki jest dostarczenie klinicystom krótkiej informacji na temat epidemiologii, diagnostyki, patofizjologii i leczenia CRPS.

Definicja

CRPS jest zespołem objawów klinicznych charakteryzujących się silnym bólem, autonomiczną dysfunkcją naczyniowo-ruchową i sudomotoryczną (widoczne zmiany w kolorze skóry, temperaturze skóry i poceniu się w stosunku do strony niedotkniętej), obrzękiem skóry i tkanek podskórnych, zmianami dystroficznymi skóry i kości, upośledzeniem aktywnych i pasywnych ruchów w dotkniętej chorobą kończynie oraz zmianami psychologicznymi. Choroba ta może być wywołana operacją, urazem lub drobnym urazem i ma różny przebieg, od łagodnej i samoograniczającej się do przewlekłej choroby, która upośledza codzienną aktywność i jakość życia związaną ze zdrowiem. Ból jest ograniczony regionalnie (tzn. nie może być związany z konkretnym dermatomem) i nieproporcjonalny do zdarzenia wywołującego. Pacjenci obecni z kończyną wykazującą skrajną hiperalgezję (istnieje przesadny ból do znanego bodźca bolesnego) i alodynię (nieszkodliwa stymulacja będzie powodować ból). Normalnie niebolesne bodźce, takie jak dotyk lub zimno, są odczuwane jako bolesne (1).

Pierwszy opis chronicznego bólu jako przyczynowości pojawił się w czasie amerykańskiej wojny domowej autorstwa Silasa Weira Mitchella, jednego z ojców współczesnej neurologii, ukuty w 1864 r. termin causalgia od greckiego Kausis (ogień) + Algos (ból) za palący ból. Przyczyną bólu jest skrajne pieczenie, które rozpoczyna się w dystrybucji uszkodzonego nerwu obwodowego, a następnie rozprzestrzenia się poza niego. Prawie zawsze wiąże się to z urazem głównego pnia nerwowego. Jego opis graficzny pozostaje najlepszym opisem klinicznej prezentacji CRPS do dziś. W 1900 r. Sudeck zaobserwował podobne objawy kliniczne wśród pacjentów, u których wystąpiły urazy ortopedyczne bez zaburzeń neurologicznych. Sudeck opisywał powikłania urazów kończyn, charakteryzujące się opornym na leczenie bólem, obrzękiem i ograniczeniem funkcji ruchowych. Opisał on również kliniczne i radiologiczne cechy pourazowego odruchowego zaniku kości, zwanego zanikiem Sudecka. Zaproponował także zespół bólu pourazowego związany z obrzękiem i zmianami troficznymi (2). W 1916 r. Lerich sugerował, że przyczyną przyczynowości jest nadmierna aktywność układu współczulnego. W 1946 roku Evans wprowadził pojęcie odruchowej dystrofii współczulnej (RSD) dla tej choroby, opierając się na hipotezie Livingstona o obecności sprzężenia sympatosomatycznego. Evans teoretyzował, że uraz, który wytworzył aktywność w bodźcach czuciowych, tworzy odruch w rdzeniu kręgowym, który stymulował aktywność w bodźcach współczulnych, a w konsekwencji doprowadził do zmian dystroficznych na obwodzie kończyny (3,6).

W 1986 roku Roberts wprowadził pojęcie bólu utrzymywanego w stanie współczucia (SMP) jako synonim RSD, opierając się na obserwacji, że blokowanie układu współczulnego często prowadziło do znacznej poprawy lub nawet remisji objawów. SMP składa się z bólu, hiperpatii i allodynii, które są łagodzone przez selektywną blokadę współczulną. Roberts zasugerował, że w RSD podstawową siłą napędową zespołu jest układ współczulny. W celu potwierdzenia rozpoznania klinicznego RSD lub OMP uznano, że konieczna jest pozytywna odpowiedź przeciwbólowa na sympatolizę. Było jednak wielu pacjentów, którzy nie reagowali pozytywnie na blokady współczulne, ale mieli większość objawów RSD. Campbell i jego współpracownicy używali terminu "ból niezależny od współczucia" (SIP) do opisu stanów bólowych podobnych do RSD, które nie reagowały dobrze na sympatolizę. Coraz częściej rola układu współczulnego w tych stanach bólowych była kwestionowana i stawała się tematem kontrowersyjnym (2,4,6). Postępujący rozwój wiedzy na temat patofizjologii CRPS doprowadził na przestrzeni lat do kilku dodatkowych zmian terminologicznych. Dlatego CRPS jest znany od tego czasu pod różnymi nazwami, m.in. odruchowa dystrofia neuronaczyniowa, neuroalgodystrofia, zanik Sudecka, osteoporoza opalenizny, osteoporoza pourazowa, zespół dystrofii pourazowej, zespół bólu pourazowego, zespół barku, odruchowa dystrofia współczulna, odruchowa dystrofia neuronaczyniowa, nerwoból rozsiany pourazowo, współczucie i ból przyczynowy. W celu ujednolicenia tego problemu Międzynarodowe Stowarzyszenie Badania Bólu (International Association for the Study of Pain - IASP) w 1994 r. wprowadziło pojęcie CRPS, aby opisać szeroki zakres pourazowych neuropatycznych stanów bólowych kończyn (12).

IASP wprowadził terminologię CRPS, aby opisać te przewlekłe regionalne zaburzenia bólowe związane ze zmianami sudomotorycznymi lub wazomotorycznymi. CRPS jest definiowany jako "zespół bolesny, który obejmuje ból regionalny, zmiany czuciowe (np. allodynia), zaburzenia temperatury, nieprawidłową aktywność sudomotoryczną, obrzęk i nieprawidłowy kolor skóry, który występuje po inicjującym, szkodliwym zdarzeniu, takim jak uraz itp. CRPS jest regionalnym zespołem bólowym o niejasnej patofizjologii, dotykającym zazwyczaj dłoni lub stopy (ale może występować w innych częściach ciała lub rozprzestrzeniać się na inne części ciała) (12). Rozpoznano dwa rodzaje CRPS. CRPS typu 1 był kiedyś nazywany odruchową dystrofią współczulną. CRPS typu 2 nazywany był kiedyś causalgia. Terminy CRPS Type 1 i CRPS Type 2 są rozumiane jako deskryptory pewnych zespołów bólu przewlekłego. Nie zawierają one żadnych założeń dotyczących patofizjologii. Typ 1 CRPS jest najczęstszy i rozwija się po urazie kończyny. Typ 1 CRPS nie jest ograniczony do dystrybucji pojedynczego nerwu obwodowego i jest nieproporcjonalny do zdarzenia wywołującego. Wiąże się to z obrzękiem, zmianami w skórzanym przepływie krwi, nieprawidłową aktywnością sudomotoryczną w okolicy bólu, alodynią i hiperalgezją i często dotyczy dystalnego aspektu dotkniętego kończyny lub gradientu od dystalnego do proksymalnego. Pacjenci z CRPS typu 1 często lokalizują swój spontaniczny ból w głębokich strukturach somatycznych o różnych schematach bólu.

Typ 2 CRPS, dawniej znany jako causalgia, opisuje palący ból związany z uszkodzeniem nerwów obwodowych. Typ 2 CRPS można zdefiniować jako zaburzenia postrzegania sensorycznego, w tym spontaniczny ból, alodynię i hiperpatię występujące w okolicy kończyny po częściowym uszkodzeniu nerwu lub jednej z jego głównych gałęzi unerwiających ten region, co czyni z niego prawdziwy zespół neuropatyczny. Zazwyczaj rozmieszczenie bólu ogranicza się do rozmieszczenia danego nerwu, ale czasami może wykraczać poza rozmieszczenie nerwu. Intensywność bólu może się znacznie różnić. Ból może być SMP lub SIP. Sympatycznie utrzymane zmiany są bardziej powszechne w CRPS typu 2. Może to mieć związek z obserwacją, że najczęściej występujące nerwy noszą największą ilość włókien współczulnych, w tym nerwy pośrodkowe, łokciowe, kulszowe i piszczelowe. Dlatego CRPS typu 2 prawie zawsze reaguje na sympatektomię. CRPS typu 2 rzadko angażuje nerw promieniowy. Jeśli chodzi o podtyp, zgłoszono, że około 85% przypadków to typ 1, w którym nie udało się zidentyfikować zmiany nerwowej, a tylko 13% to typ 2 (stosunek typu 1 do typu 2 wynosi 4:1). Pomimo tego klinicznego rozróżnienia, cechy diagnostyczne i kliniczne obu podtypów są identyczne i jedyną cechą wyróżniającą jest obecność urazu nerwu obwodowego w CRPS typu 2. CRPS Typ 1 jest najczęstszą formą i w literaturze przedmiotu większość prac odnosi się do tego typu zespołu. Z drugiej strony CRPS typu 2 wydaje się być najtrudniejszą formą do leczenia. Często CRPS ma destrukcyjny wpływ na wzorce snu, czynności związane z codziennym życiem i ogólną jakość życia (1,4).

Incydent

Złożony regionalny zespół bólowy stanowi około 2-5% dorosłych i do 20% pacjentów pediatrycznej kliniki bólu. Podaje się, że stosunek liczby kobiet do liczby mężczyzn waha się od 2 do 4, częściej dotyczy to kończyn górnych (stosunek 2:1) oraz szczytów częstości występowania w wieku 37-50 lat (1,5). W CRPS zazwyczaj zdarzają się przypadki podżegania, takie jak uraz nerwu lub tkanki (skręcenie, złamanie, operacja) lub okres unieruchomienia. Zespół ten może być również wywołany przez udar mózgu, uraz rdzenia kręgowego, zaburzenia trzewne, takie jak zawał serca i zapalenie pęcherzyka żółciowego oraz zdarzenia błahe, takie jak siniaki i nakłucia żył. Wiąże się to również z długotrwałym stosowaniem opaski uciskowej i stresem psychologicznym. Co ciekawe, niektórzy pacjenci z bólem szyi po urazie wywołanym przez biczowanie wykazują cechy CRPS, w tym dystonię. Częstość występowania CRPS typu 1 wynosi 1-2% po złamaniach, 12% po zmianach w mózgu, 5% po zawale serca. Średnia częstość występowania CRPS typu 2 wynosi 4% po urazie nerwu obwodowego (6).

Najważniejszym zdarzeniem inicjującym w CRPS typu 1 jest uraz obejmujący dystalną część kończyny (65%), zwłaszcza złamanie w 16-46%, warunki pooperacyjne (np. po fasciektomii w przypadku przykurczu Dupuytrena, po operacji tunelu nadgarstka) w 3-24%, unieruchomienie, stłuczenia i przeciążenie w 8-18%. Złamania wydają się być częstym wydarzeniem zachęcającym do rozwoju CRPS. Zgłoszona częstość występowania CRPS po złamaniach kończyny górnej i dolnej wynosi 32.2% w przypadku złamania promienia dystalnego, 28.1% w przypadku złamania Colles, 7.9% w przypadku złamania nadgarstka, 0% w przypadku złamania łopatki, 30% w przypadku złamania kości piszczelowej, 15.2% w przypadku złamania kostki i 2.9% w przypadku złamania piątego śródstopia. Wykazano, że procedury operacyjne barku, promienia dystalnego, tunelu nadgarstka i przykurczu Dupuytrena są związane z manifestacją CRPS. Częstość występowania CRPS po operacji barku, promieniu dystalnym, tunelu nadgarstka i przykurczu Dupuytrena szacuje się odpowiednio na 0,9-11%, 22-39%, 2-5% i 4,5-40%. Choć mniej zbadane, leczenie chirurgiczne kończyny dolnej jest również związane z rozwojem CRPS. Częstość występowania CRPS po operacjach kości piszczelowej, kostki i stopy szacuje się odpowiednio na 31% i 4% (7). Etiologia pozostaje nieokreślona w 2-17% przypadków. Bycie kobietą, zwłaszcza po menopauzie, zwichnięta kostka lub złamanie wewnątrzstawowe, unieruchomienie i silny ból występujące we wczesnej fazie urazu zostały uznane za potencjalne czynniki ryzyka dla rozwoju CRPS typu 1. Czynnik etiologiczny nie jest związany z nasileniem późniejszego bólu i utratą funkcjonalności. Asymetryczny ból i obrzęk kończyn dystalnych rozwija się u tych pacjentów bez dowodów uszkodzenia nerwów (6,8).

W przeglądzie płeć żeńska, osoby starsze między 45 a 65 rokiem życia, ciąża, złamanie wewnątrzkomorowe, złamanie rozdrobnione i przemieszczone, uraz wysokoenergetyczny, ciężkie złamanie, silny ból po złamaniu, zmniejszona odpowiedź naczyniowo-zwężeniowa współczulna po złamaniu, uraz nerwów i rdzenia kręgowego, zwichnięcie kostki, złamanie kostki, uraz kończyn, leczenie kończyny górnej, uraz nerwu ruchowego, obniżona funkcja przed operacją, złe funkcjonowanie fizyczne, wyższa mediana dochodu gospodarstwa domowego, rekompensata ekonomiczna z tytułu niezdolności do pracy, stres społeczny lub psychiczny, dobre i doskonałe wyniki w szkole, osteoporoza, hipertrójglicerydemia, reumatoidalne zapalenie stawów, schorzenia układu mięśniowo-szkieletowego, historia alergii, nadwrażliwość skóry, tło atopowe, astma, problemy z zasypianiem, problemy związane z cyklem menstruacyjnym, historia CRPS Typ 1, przewlekły ból, ból głowy/migrena, historia rodzinna pierwszego stopnia, fibromialgia, stwardnienie rozsiane, Leczenie chirurgiczne lub manipulacyjne, unieruchomienie, odlew gipsowy, dłuższy czas trwania znieczulenia, barbiturany, inhibitory konwertazy angiotensyny (ACE) oraz specyficzny gen (polimorfizm Nrf2 (główny regulator transkrypcji wielu antyoksydantów), endopeptydazy obojętnej (NEP) i ACE) są zgłaszane jako czynniki ryzyka dla CRPS. Inhibitory ACE zwiększyć dostępność substancji P i bradykininy, które są ważnymi mediatorami zapalenia i migreny i astmy udział podstawowy mechanizm neurogennego zapalenia z CRPS (patrz patofizjologia). Nie wiadomo, czy palenie tytoniu i cukrzyca są czynnikami ryzyka dla CRPS. Otyłość, niedoczynność tarczycy, anemia i niewydolność serca mogą powodować CRPS (9).

Cechy kliniczne

Zazwyczaj pacjenci z CRPS są obecni po lekkim lub umiarkowanym uszkodzeniu tkanek. W ostrej fazie kontuzja kończyny jest zazwyczaj bardzo bolesna, czerwona, ciepła (choć czasami szybko staje się zimna) i opuchnięta. Inne cechy, które również ograniczają się do uszkodzonej kończyny, ale nie ograniczają się do rozmieszczenia określonego nerwu lub korzenia nerwowego, to alodynia i hiperalgezja, zmiany w poceniu się, zmiany we wzroście włosów i paznokci oraz osłabienie mięśni. W szczególności w CRPS często występuje hiperalgezja mechaniczna i termiczna. Ponieważ zaburzenie utrzymuje się, ból nie ustępuje, ale często się rozprzestrzenia, u niektórych pacjentów zmniejsza się dobrowolna kontrola ruchowa, może dojść do hiperpatii i rozwoju negatywnych objawów sensorycznych (hipoestezja, hipoalezja i hipothermestezja). Tak więc CRPS wydaje się charakteryzować mieszaniną szkodliwych doznań (objawy pozytywne) i utraty czucia (objawy negatywne). W ciągu miesięcy, ciepła kończyna często staje się zimna. Dystonia, drżenie i mioklonus też mogą się rozwinąć. Aktywność kończyny zwykle zaostrza oznaki i objawy.

Z czasem cechy kliniczne rozprzestrzeniają się proksymalnie (ale nie dystalnie) i mogą nawet pojawić się na przeciwległej lub ipsilnej kończynie (6).

CRPS został podzielony na trzy etapy progresji w oparciu o czas trwania objawów:

a) Etap I (Etap ostry: 0-3 miesiące): Charakteryzuje się przede wszystkim zaburzeniami bólowo-czuciowymi (np. hiperalgezją, alodynią), objawami dysfunkcji narządów ruchu oraz wyraźnym obrzękiem i zaburzeniami sudomotorycznymi (ciepłe, czerwone i obrzękowe kończyny). To dobrze reagujące na leczenie.

We wczesnej fazie dominuje niestabilność wazomotoryczna i obrzęk. Początkowo kończyna jest sucha, gorąca i różowa (wazodylata). Wazomotoryczna niestabilność to wzrost wrażliwości na temperaturę, ze zmienną anomalią pocenia się. Pacjent ma silny, rozproszony, głęboki, palący ból o znacznie większym nasileniu, niż można by się spodziewać po początkowym urazie. Charakterystyczna jest Allodynia (ekstremalna wrażliwość na lekki dotyk). Nasilenie bólu może wzrosnąć w etapie 1, zazwyczaj nie podążając za określonym schematem nerwów skórnych. Ból może być zlokalizowany lub regionalny, często rozprzestrzeniający się z pierwotnego miejsca. Obrzęk jest zaznaczony, szczególnie tam, gdzie dotknięta jest dystalna część kończyny. Obrzęk, początkowo miękki i zlokalizowany, rozprzestrzenia się na tkanki okołostawowe, powodując ich sztywność. Początkowo obrzęk jest zwykłym obrzękiem tkanek i może być przezwyciężony przez fizykoterapię i uniesienie. Zmiany w regulacji przepływu krwi przez skórę spowodowane dysfunkcją autonomiczną mogą objawiać się rumieniem, bladością lub sinicą. Ten etap dobrze reaguje na blokadę sympatyczną.

b) Etap II (faza dystroficzna: 3-9 miesięcy): Charakteryzuje się bardziej nasilonym bólem/nadwrażliwością sensoryczną, ciągłym występowaniem dysfunkcji narządu ruchu (np. asymetria temperatury, zmiany barwy skóry, asymetria barwy skóry), z rozwojem istotnych zmian ruchowych/troficznych (np. zmniejszony zakres ruchu, dysfunkcja ruchowa, np. osłabienie, drżenie, dystonia i zmiany troficzne we włosach/paznokciach/skórze). Utrata minerałów z kości (osteopenia okołostawowa) i osteoporoza plamista mogą pojawić się na zdjęciu rentgenowskim w tym stadium choroby.

Obrzęk staje się bardziej trwały i odporny na koalescencję płaszczyzn i struktur tkanek. Ból staje się coraz bardziej rozproszony z coraz większym nasileniem. Obrzęk tkanek zmienia się z miękkiego na twardy, z postępującą sztywnością stawów. Początkowo utrata ruchomości stawów jest spowodowana obrzękiem i bólem połączonym z widoczną niezdolnością do inicjowania ruchu lub stanem zaniedbania lub odmowy w stosunku do kończyny. Naczyniowa dysfunkcja autonomiczna trwa nadal, stając się mniej wrażliwą na blokadę współczulną. Zaatakowana górna część kończyny trzyma się w pozycji dystonicznej, charakteryzującej się przywodzeniem łopatki i zgięciem łokcia, nadgarstka i palców, które staje się coraz cięższe wraz z postępującą chorobą. Można zaobserwować osłabienie, dystonię, skurcze, drżenie i mioklonus. Drobne drżenie (od 3 do 6 Hz) jest często obserwowane w dotkniętej skrajnej części ciała. Często drżenie można zredukować lub wyeliminować poprzez blokadę współczulną we wczesnej fazie. Zmiany trofealne zwykle wskazują, że stan przeszedł do drugiego etapu. Zmiany troficzne stają się widoczne, objawiają się jako cienkie, popękane paznokcie i cienka, błyszcząca skóra z utratą fałdów zgięciowych i włosów.

c) Etap III (Etap troficzny: 9-18 miesięcy): Charakteryzuje się zmniejszonym bólem/zakłóceniami sensorycznymi, ciągłymi zaburzeniami wazomotorycznymi (zimno, mroczny i spocony kraniec) oraz wyraźnie zwiększonymi zmianami motorycznymi/troficznymi.

Ból dociera do płaskowyżu i może wykazywać spontaniczną poprawę podczas rozprzestrzenienia się na szersze obszary. Ból również staje się bardziej związany z ruchem. Na tym etapie dochodzi do ustąpienia niestabilności wazomotorycznej, ustąpienia obrzęku i zaniku kończyny, co dotyczy każdej tkanki. Kończyna staje się niebieskawa, zimna i spocona (wazokonstrykcyjna). Skóra jest przerzedzona, a zmarszczki stawów i tłuszcz podskórny znikają. Włóknista ankyloza występuje w miarę jak obrzęk nadal twardnieje. Dysfunkcja autonomiczna staje się w pełni ustabilizowana, dając stale chłodny, blady, suchy wygląd do końca. Zmiany troficzne rozprzestrzeniają się na głębsze tkanki; tkanka podskórna zanika, a palce zwężają się. Włosy stają się kruche, nierówne i poskręcane, a paznokcie są dziurkowane, grzbietowe, kruche i odbarwione na brązowo. Powięzie palmara i powięzie roślinne pogrubiają się i kurczą symulując chorobę Dupuytrena. Tendonowe osłony stają się zwężone, powodując wyzwalanie i zwiększony opór ruchu. Skurcz mięśni połączony z przyleganiem do ścięgien prowadzi do zmniejszenia ruchu ścięgien. Kapsułki stawowe i więzadła boczne ulegają skróceniu, zagęszczeniu i przyleganiu, co powoduje skurcze stawów. Na zdjęciach radiologicznych widać ciężką osteopenię; skurczone, pogrubione, zwłókniałe tkanki stawowe; oraz zanik mięśni (6).

Jest oczywiste, że CRPS nie przechodzi przez te etapy kolejno; u niektórych pacjentów od razu pojawiają się poważne objawy, a inni pozostają w pierwszym stadium przez cały czas trwania choroby. Chociaż nie jest konieczne, aby każdy pacjent rozwijał wszystkie etapy lub aby te etapy postępowały w sposób sekwencyjny, rozpoznanie etapu i dominującej skargi może pomóc w postępowaniu z pacjentami.

Dominującymi objawami zmysłowymi są bolesność i hiperestezja. Najczęściej palący się spontaniczny ból występuje zwłaszcza w dystalnej części dotkniętej kończyny. Charakterystyczne jest, że natężenie bólu nie koreluje z wydarzeniem inicjującym. Objawy i oznaki występują w rozmieszczeniu regionalnym, a nie na terytorium nerwu obwodowego lub dermatomu. Ból jest zlokalizowany głęboko w tkance somatycznej. Może się ona nasilać po zmianach temperatury, ćwiczeniach lub epizodach stresu i/lub lęku, a zdarzają się przypadki, kiedy wzrasta w nocy. Bólowi często towarzyszą inne zjawiska, takie jak hiperalgezja i allodynia. Nieprawidłowe wrażenia wywołane są alodynią (w której zazwyczaj niebolesne bodźce wywołują ból) i hiperalgezją (w której bolesne bodźce wywołują intensywniejszy ból niż zwykle), głównie na bodźce mechaniczne lub przy ruchach stawowych lub narażeniu na zimno. Te zmiany sensoryczne występują zwykle we wczesnym stadium, są zaznaczone w okolicy dystalnej, nie pasują do konkretnego rozrostu nerwów i mogą być niezależne od miejsca inicjacji zmiany. Typowy wzorzec bólu w resuscytacji jest neuropatyczny, określany przez pacjentów jako pieczenie, mrowienie, kłucie, drętwienie lub jak porażenie prądem (1,6). Ze względu na złożoność i szerokie spektrum objawów, pacjenci z CRPS wymagają wkładu ze strony różnych specjalności klinicznych, w tym chirurgów ortopedów, anestezjologów, reumatologów i lekarzy rehabilitantów.

Hiperalgezja jest zwiększoną wrażliwością na ból, który może być spowodowany uszkodzeniem nociceptorów lub nerwów obwodowych. Tak więc, pacjent uważa, że delikatne dotknięcie szpilką jest nieznośnie bolesne. Hiperalgezja występuje zwykle w ogniskowych, dyskretnych obszarach, zwykle związanych z urazem. Hiperalgezję ogniskową można podzielić na dwa podtypy: a) Hiperalgezja pierwotna opisuje wrażliwość na ból, który występuje bezpośrednio w uszkodzonych tkankach, b) Hiperalgezja wtórna opisuje wrażliwość na ból, który występuje w otaczających, nieuszkodzonych tkankach.

Allodynia jest bolesnym postrzeganiem bodźca, który zazwyczaj nie powinien być bolesny. W ten sposób, na przykład, delikatne głaskanie dotkniętej części jest bolesne dla pacjenta. Allodynia różni się od bólu skierowanego, ale ból alodynamiczny może wystąpić w innych obszarach niż ten stymulowany. Istnieje kilka form allodynii: a) Mechaniczna (lub dotykowa) allodynię zakłada ból w odpowiedzi na dotyk. Można go dalej podzielić na statyczną alodynię mechaniczną, co oznacza ból w odpowiedzi na lekki dotyk lub nacisk oraz dynamiczną alodynię mechaniczną, gdzie ból występuje w wyniku szczotkowania, b) alodynię termiczną (gorącą lub zimną), ból jest spowodowany łagodnymi zmianami temperatury skóry w dotkniętym obszarze.

Hiperpatia jest czasowym i przestrzennym podsumowaniem odpowiedzi alodynamicznej lub hiperalgicznej. Tak więc pacjent uważa, że delikatne dotykanie jest bolesne, ale powtarzające się dotykanie albo w tym samym miejscu, albo w innej części dotkniętej kończyny staje się coraz bardziej nie do zniesienia, a ból trwa przez okres (do 30 minut) po wycofaniu bodźca. W ciężkich przypadkach ból może być zaostrzony przez nietypowe i obce rzeczy, takie jak nagły hałas zamykania drzwi lub ciąg zimnego powietrza (6).

Objawy autonomiczne, takie jak obrzęk, zmiany koloru i temperatury oraz zaburzenia pocenia się. Asymetria temperaturowa pomiędzy stroną dotkniętą i nie dotkniętą przekracza 1°C we wczesnym stadium. Zmiany potowe (na ogół hiperhydroza, rzadko hipohydroza) występują u prawie wszystkich pacjentów. Obrzęk dotkniętej kończyny występuje u większości pacjentów, który pogłębia się pod wpływem obciążenia fizycznego, bolesnych bodźców, zmian temperatury i ciśnienia hydrostatycznego. Kolor skóry dotkniętego obszaru może być niebieski, fioletowy lub blady. Możliwe jest, że obrzęk powinien być zmniejszony przez aktywność współczulną z powodu zmniejszenia po bloku współczulnym (10).

Zmiany troficzne i motoryczne występują w późnym stadium. Objawy histroficzne występują w postaci zwiększonego lub zmniejszonego wzrostu paznokci i włosów w dotkniętej kończynie, hiperkeratozy i cienkiej, błyszczącej skóry. W późnym stadium może rozwinąć się ankyloza w stawach, zanik mięśni i skóry, przykurcz Dupuytrena i deformacja dłoni pazurów (11). Dysfunkcje ruchowe w CRPS obejmują osłabienie, zmniejszenie zakresu ruchu (ROM), drżenie, dystonię i mioklonię. ROM jest zmniejszany przez wysięk stawowy we wczesnym stadium choroby oraz przez przykurcze i zwłóknienia w późnym stadium choroby. Często zmniejsza się siła mięśni (12). Może wystąpić również depresja, lęk, niewydolność snu (6). Objawy mogą zmieniać się w czasie i różnić się w zależności od pacjenta. Z czasem poszkodowana kończyna może stać się blada, zimna, a dodatkowo może pojawić się skurcz mięśni i napinanie: stan ten jest często nieodwracalny.

Częstość występowania cech klinicznych w CRPS (12,14)

a) Cechy sensoryczne

* Ból 81%-97%

* Mechaniczna allodynia 54%-74%

* Hiperastezja 72%

*Zaniedbaj 84%

*Utrata wartości sensorycznej 69%-83%

* Upośledzenie czucia pół ciała lub kwadrantu 50%

b) Zmiany w układzie naczyniowo-silnikowym

* Zmiana koloru skóry 61%-97%

* Zmieniona temperatura skóry 79%-89%

c) Zmiany sudomotoryczne/obrzękowe

* Edema 61%-79%

* Zmienione pocenie się 28%-53%

d) Zmiany motoryczne/troficzne

* Dysfunkcja ruchowa 57%-98%

* Słabość 75%-95%

* Ograniczony zakres ruchu 80%-88%

* Incoordination 47%

* Tremor 48%

* Spazm 13%

* Dystonia 14%

* Myoclonus 4-20%

* Zmieniony wzrost skóry 39%

* Zmieniony wzrost paznokci 28%

* Zmieniony wzrost kości 48%

e) Poważne powikłania 7% (infekcje, wrzody, przewlekły obrzęk, dystonia, mioklonus)

Formy "ciepłe" i "zimne" stanowią kolejną klasyfikację CRPS opartą na głównych cechach klinicznych. Nie jest to klasyfikacja formalna i została opisana przede wszystkim przez Stein-brocker pod koniec lat 50. Prezentacja kliniczna kończyny dystalnej pozwala na rozróżnienie dwóch form (ciepłej, czerwonej i obrzękowej kończyny w formie ciepłej i zimnej, ciemnej, spoconej kończyny w formie zimnej). Ostre CRPS częściej wiąże się z ciepłą prezentacją CRPS, natomiast przewlekłe CRPS częściej charakteryzuje się zimną prezentacją CRPS, chociaż oba podtypy można zaobserwować u pacjentów z CRPS o dowolnym czasie trwania. Powszechnie przyjmuje się, że CRPS zazwyczaj zaczyna się od fazy ciepłej, która może wejść w fazę zimną podczas jego przewlekłości i jest lepszy wynik w fazie ciepłej w porównaniu z zimną. Miejscowe nagromadzenie mastocytów (skórna odpowiedź immunologiczna) było zwiększone w CRPS trwającym krócej niż trzy miesiące, ale nie w CRPS trwającym dłużej niż trzy miesiące. Tak więc, obrzęk i ciepła lub czerwona skóra, cechy spowodowane procesami zapalnymi, mogą stać się mniej widoczne wraz ze wzrostem czasu trwania CRPS. Składnik zapalny, który wydaje się być podstawą ciepłego CRPS w dużej mierze ustępuje w ciągu około 12 miesięcy od wystąpienia objawów. Przejście od ciepłego zapalnego CRPS do zimnego CRPS może rozpocząć się w ciągu pierwszego roku po urazie (25).

Wyniki badania przedmiotowego obejmują między innymi alodynię i/lub hiperalgezję, różnice w kolorze i temperaturze skóry między dotkniętą chorobą a kontralateralną kończyną oraz obrzęk dotkniętej kończyny. Badania funkcjonalne mogą wykazać zmniejszenie zakresu ruchu dotkniętej kończyny w porównaniu z kończyną kontralateralną. Można również zaobserwować drżenie, dystonię oraz zmieniony wzrost paznokci i włosów dotkniętej kończyny. Pacjenci z CRPS są często opisywani jako mający ciepłą, pośrednią lub zimną CRPS na podstawie zgłaszanych i mierzonych różnic temperatury skóry pomiędzy dotkniętą i kontralateralną kończyną (13).

Kryteria diagnostyczne

Diagnoza CRPS jest kliniczna. Obecnie nie ma złotego standardu w zakresie diagnostyki i leczenia CRPS. Historia i badanie fizykalne są podstawą właściwej diagnozy i zarządzania. CRPS jest diagnozą wykluczenia; dlatego należy wziąć pod uwagę zaburzenia, które naśladują zespół, takie jak zakażenie, uraz, choroba naczyniowa lub neuropatia. Badania prowadzone są tylko w celu wykluczenia innych diagnoz.

Istnieją różne kryteria diagnozy CRPS. W 1994 r. grupa robocza Międzynarodowego Stowarzyszenia na rzecz Badania Bólu (IASP) zorganizowała konferencję konsensusu w celu opracowania bardziej neutralnego terminu w uznaniu potrzeby rozwiązania problemu powszechnej niespójności terminologicznej. Kryteria te opierają się na obserwowanych i zgłaszanych przez pacjentów oznakach i objawach. Pierwotne kryteria MSRP określały podstawowe zasady diagnostyki klinicznej i badań wspomaganych (14). Kryteria te, opracowane jako punkt wyjścia, były niezwykle czułe (0,99), ale słabo specyficzne (0,41), z wyraźnym ryzykiem postawienia nadmiernej diagnozy (25). Uznając ten problem, w 1999 r. na Węgrzech odbyły się zamknięte warsztaty ekspertów i opublikowano nowy wzór kryteriów diagnostycznych, "Kryteria Bruehla i Hardena 1999" (15). Wrażliwość poprzedniego systemu została zachowana, ale zwiększono specyficzność (0,68), a ponadto dodano nowy podtyp CRPS, CRPS-NOS (Not Otherwise Specified) (25). Jednak dokładność diagnostyczna kryteriów została później poprawiona poprzez pełniejsze grupowanie objawów i objawów klinicznych. Te nowe kryteria dla CRPS znane są jako kryteria budapeszteńskie (2003) (16). Wykazała ona większą specyficzność; modyfikując zasady podejmowania decyzji, dwie z czterech kategorii znaków i cztery z czterech kategorii objawów, poprawiła się czułość do 0,70 i specyficzność do 0,94 (25).

a) Obecne Międzynarodowe Stowarzyszenie Badań nad Bólem (IASP 1994) kryteria diagnostyki klinicznej złożonego regionalnego zespołu bólowego (14)

- Ciągły ból, który jest nieproporcjonalny do każdego podżegającego wydarzenia

- Musi zgłaszać co najmniej jeden objaw w trzech z czterech poniższych kategorii*:

- Zmysłowe: Doniesienia o hiperalgezji i/lub allodynie

- Vasomotor: Raporty dotyczące asymetrii temperatury i/lub zmian koloru skóry i/lub asymetrii koloru skóry

- Sudomotor/obrzęk: Doniesienia o obrzękach i/lub zmianach potliwości i/lub asymetrii pocenia się

- Motoryczny/troficzny: Doniesienia o zmniejszonym zakresie ruchu i/lub dysfunkcji ruchowej (osłabienie, drżenie, dystonia) i/lub zmianach troficznych (włosy, paznokcie, skóra)

- Musi wyświetlać co najmniej jeden znak w czasie oceny w dwóch lub więcej z poniższych kategorii*:

- Zmysłowe: Dowody na hiperalgezję (do ukłucia) i/lub alodynię (do lekkiego dotyku lub głębokiego nacisku somatycznego, lub ruchu stawów)

- Vasomotor: Dowody na asymetrię temperatury i/lub zmiany koloru skóry i/lub asymetrię

- Sudomotor/obrzęk: Dowody na obrzęk i/lub zmiany potliwości i/lub asymetrię pocenia się

- Motoryczny/troficzny: Dowody na zmniejszony zakres ruchu i/lub dysfunkcję ruchową (osłabienie, drżenie, dystonia) i/lub zmiany troficzne (włosy, paznokcie, skóra)

- Nie ma innej diagnozy, która lepiej wyjaśniałaby oznaki i objawy

*W przypadku badań, w których pożądane jest maksymalne zwiększenie specyficzności, bardziej rygorystyczna zasada podejmowania decyzji dotyczących diagnostyki badawczej wymaga, aby wszystkie cztery kategorie objawów i co najmniej dwie kategorie znaków były pozytywne dla spełnienia kryteriów diagnostycznych.

b) Kryteria diagnostyczne IASP dla rodzaju CRPS (14)

i. CRPS-I (Reflex Sympathetic Dystrophy)

1. Obecność inicjującego, szkodliwego zdarzenia lub przyczyny unieruchomienia.

2. Ciągły ból, allodynia lub hiperalgezja, z którą ból jest nieproporcjonalny do każdego podżegającego zdarzenia.

3. Widoczne w pewnym momencie obrzęki, zmiany w przepływie krwi przez skórę lub nieprawidłowa aktywność sudomotoryczna w okolicy bólu.

4. Diagnoza jest wykluczona ze względu na istnienie schorzeń, które w przeciwnym razie odpowiadałyby za stopień bólu i dysfunkcji.

Uwaga: Kryteria 2-4 muszą być spełnione

ii. CRPS-II (Causalgia)

1. Obecność utrzymującego się bólu, allodynii lub hiperalgezji po urazie nerwu, niekoniecznie ograniczająca się do rozmieszczenia uszkodzonego nerwu.

2. Widoczne w pewnym momencie obrzęki, zmiany w przepływie krwi przez skórę lub nieprawidłowa aktywność sudomotoryczna w okolicy bólu.

3. Ta diagnoza jest wykluczona przez istnienie stanu, który w przeciwnym razie odpowiadałby za stopień bólu i dysfunkcji.

Uwaga: Wszystkie trzy kryteria muszą być spełnione

c) Kryteria diagnostyczne Harden/Bruehl CRPS (15)

CRPS I

1. Ciągły ból, który jest nieproporcjonalny do każdego podżegającego wydarzenia

2. Musi zgłaszać ≤ 1 objaw w 3 z 4 poniższych kategorii:

* Sensoryczne: Doniesienia o hiperestezji i/lub allodynie

* Vasomotor: Raporty dotyczące asymetrii temperatury i/lub zmian koloru skóry i/lub asymetrii koloru skóry

* Sudomotor/Edema: Doniesienia o obrzękach i/lub zmianach potliwości i/lub asymetrii pocenia się

* Motor/Trophic: Doniesienia o zmniejszonym zakresie ruchów i/lub dysfunkcji (osłabienie, drżenie, dystonia) i/lub zmianach troficznych (włosy, paznokcie, skóra)

3. Musi wyświetlać ≤ 1 znak w czasie oceny w ≥ 2 z poniższych kategorii:

* Sensoryczne: Dowody na hiperalgezję (do ukłucia) i/lub allodynię (do lekkiego dotyku i/lub odczucia temperatury i/lub głębokiego nacisku somatycznego i/lub ruchów stawowych)

* Vasomotor: Dowody na asymetrię temperatury (>1 grado) i/lub zmiany koloru skóry i/lub asymetrię

* Sudomotor/Edema: Dowody na obrzęk i/lub zmiany potliwości i/lub asymetrię pocenia się

* Motor/Trophic: Dowody na zmniejszony zakres ruchu i/lub dysfunkcję (osłabienie, drżenie, dystonia) i/lub zmiany troficzne (włosy, paznokcie, skóra)

4. Nie ma innej diagnozy, która lepiej wyjaśniałaby oznaki i objawy

CRPS II

Tak samo jak CRPS I, ale z dowodem uszkodzenia nerwu obwodowego lub centralnego

CRPS-NOS (Nie określono inaczej)

Pacjenci, którzy nie spełniają w pełni kryteriów klinicznych, ale których objawów i oznak nie można lepiej wytłumaczyć inną diagnozą

d) Budapest clinical* diagnostic criteria (2003) for complex regional pain syndrome (adapted from Harden et al) (16)

Każde z poniższych kryteriów musi być spełnione:

1. Pacjenci muszą zgłaszać ciągły ból, który jest nieproporcjonalny w czasie lub stopniu do zwykłego przebiegu bólu po jakimkolwiek urazie lub innym zdarzeniu pobudzającym†.

2. Pacjenci muszą zgłaszać co najmniej jeden objaw w trzech z czterech poniższych kategorii:

a. Zmysłowy: hiperalgezja (to znaczy przesadny ból na bodziec bolesny, taki jak kłucie palca) i/lub allodynia (to znaczy ból wywołany przez bodziec normalnie niebolesny, taki jak lekki dotyk)

b. Wazomotor: kolor skóry i/lub zmiany temperatury/asymetria

c. Sudomotor/obrzęk: zmiany obrzęku i/lub pocenie się lub asymetria

d. ruchowe/troficzne: osłabienie, drżenie, dystonia, zmniejszony zakres ruchu i/lub zmiany troficzne/asymetria z udziałem paznokci, skóry i/lub włosów

3. Pacjenci muszą wykazywać co najmniej jeden znak w momencie oceny w dwóch (klinicznych) lub trzech lub więcej (badawczych) z następujących kategorii

a. Zmysłowa: hiperalgezja, (to znaczy przesadny ból na bodziec bolesny, taki jak kłucie palcem) i/lub allodynia (to znaczy ból wywołany przez bodziec normalnie niebolesny, taki jak lekki dotyk i/lub głęboki nacisk somatyczny i/lub ruch w stawach).

b. Wazomotor: asymetria temperatury i/lub zmiany koloru skóry i/lub asymetria

c. Sudomotor/obrzęk: obrzęk i/lub zmiany związane z poceniem się i/lub asymetria pocenia się

d. Motoryczne/troficzne: zmniejszony zakres ruchu i/lub dysfunkcja ruchowa (osłabienie, drżenie, dystonia) i/lub zmiany troficzne dotyczące paznokci, skóry i/lub włosów

4. Oznaki i objawy nie mogą być lepiej wyjaśnione przez inną diagnozę‡

*Istnieją dwie wersje kryteriów budapeszteńskich: "kryteria kliniczne" (opisane powyżej i mające na celu maksymalizację wrażliwości) oraz "kryteria badawcze" (mające na celu bardziej równomierne zrównoważenie wrażliwości i specyficzności). Kryteria badawcze" różnią się od "kryteriów klinicznych" opisanych jedynie wymogiem obecności co najmniej jednego objawu w każdej z tych czterech kategorii zamiast co najmniej jednego objawu w trzech z czterech kategorii.

† Jak zauważono w tekście, w około 10% przypadków nie można zidentyfikować żadnego widocznego urazu wytrąceniowego, choć w rzeczywistości mogło dojść do bardzo łagodnego zdarzenia podżegającego.

‡Zgodnie z tymi kryteriami istnieją trzy możliwe kategorie diagnostyczne dla CRPS. Pierwsze dwie kategorie to CRPS typu II i I w zależności od występowania lub braku uszkodzenia nerwów obwodowych. Trzecia kategoria, CRPS-nie określona inaczej (CRPS-NOS), oznacza tych pacjentów, którzy nie spełniają wszystkich kryteriów klinicznych lub badawczych dotyczących CRPS, ale których objawów i objawów nie można lepiej wytłumaczyć innymi stanami.

Diagnoza CRPS opiera się na objawach i objawach klinicznych. Głównym celem dochodzeń w CRPS jest zatem wykluczenie innych warunków. Szybkość sedymentacji erytrocytów (ESR), białko C-reaktywne (CRP), całkowita liczba krwi i wyniki autoprzeciwciał w surowicy są przydatne w wykluczaniu zakażeń i stanów reumatologicznych (17). Badania elektrodiagnostyczne mogą być wskazane w celu wykluczenia specyficznych stanów neuropatycznych, takich jak neuropatia obwodowa, neuropatia uwięziona lub uszkodzenie nerwów. Badania radiograficzne, w tym obrazowanie metodą rezonansu magnetycznego, są często niezbędne do wykluczenia patologii kości lub tkanek miękkich jako źródła bólu. Dwukrotne badanie ultrasonograficzne może być użyte w celu wykluczenia zakrzepicy żył głębokich jako przyczyny bólu, nadwrażliwości, obrzęku i zmian temperatury skóry w jednej kończynie (18).

Opisano kilka testów, które uzupełniają kliniczne kryteria diagnostyczne i są przydatne w wykazywaniu obiektywnych nieprawidłowości charakterystycznych dla CRPS. Obejmują one obrazowanie rentgenowskie, trójfazowy skan kości, densytometrię mineralną kości (BMD), obrazowanie rezonansem magnetycznym (MRI), fluksymetrię skórną techniką dopplerowską, termografię, badanie potu i współczulny blok zwojowy (16). Osteopenia okołostawowa i osteoporoza plamista mogą być widoczne na zdjęciach rentgenowskich już po 2 tygodniach od rozpoczęcia CRPS. W trójfazowym badaniu kości klasyczne wyniki obejmują zwiększenie wychwytu okołostawowego w trzeciej fazie (faza skanu) oraz dowody na niestabilność układu naczyniowo-ruchowego i nieprawidłowe wzorce dystrybucji przepływu w pierwszej i drugiej fazie (faza puli krwi i faza krwi). BMD będzie wykazywać obniżoną gęstość mineralną kości i zawartość minerałów w dotkniętych chorobą kończynach u pacjentów z CRPS. Może to być również wykorzystywane do monitorowania skuteczności leczenia, ponieważ wskaźniki te często ulegają poprawie u pacjentów poddawanych leczeniu. Rezonans magnetyczny umożliwia różnicowanie diagnozy z osteonekrozą, zwłaszcza biodra. Dostarcza również informacji o obrzękach szpiku kostnego, zmianach w tkankach miękkich i obecności wysięku w stawach. Fluksymetria skórna techniką dopplerowską jest jedną z najbardziej precyzyjnych technik, jakie są obecnie dostępne dla wczesnej diagnostyki CRPS typu 1. Dostarcza informacji o zmianach w przepływie, objętości i prędkości mikrokrążenia skóry w CRPS typu 1 w etapach I i II. W termografii stosuje się termometr na podczerwień (dokładność ±0,1 °C) do pomiaru kilku symetrycznych punktów na dotkniętym i przeciwległym końcu, dokonując porównań między tymi dwoma kończynami. Różnicę 0,5 °C uznaje się za nieznacznie asymetryczną, a różnicę 1,0 °C za znaczną. Subiektywne badanie potu może być przeprowadzone poprzez nałożenie na kończyny pudru wskaźnikowo-skrobiowego. Wskaźnik zmienia kolor, gdy poci się kończyna. Ilościowa produkcja potu może być mierzona za pomocą testu spoczynkowego i ilościowego testu odruchu sudomotorycznego aksonu (test prowokacyjny, który określa wydzielanie potu w odpowiedzi na jonoforezę cholinergiczną, taką jak acetylocholina lub metacholina). Wykazano, że oba te testy korelują z objawami klinicznymi CRPS (19). Inną możliwością jest wykonanie bloku współczulnego przy użyciu środka znieczulenia miejscowego. Blok szyjno-górny (zwoje gwiaździste/krzyżowy górny) stosuje się przy objawach kończyn górnych, a lędźwiowy blok kręgowy przy objawach kończyn dolnych. U pacjentów, którzy reagują podczas bloku, ból jest łagodzony, natomiast funkcja motoryczna jest zachowana (20).

CRPS posiada rozległą diagnozę różnicową, taką jak neuropatyczne zespoły bólowe, zespoły bólu mięśniowo-szkieletowego, zapalenie, choroby naczyniowe i zaburzenia psychologiczne. Większość z tych zaburzeń ma podobne prezentacje, co sprawia, że czasami diagnoza CRPS staje się wyzwaniem (21).

Diagnostyka różnicowa złożonego regionalnego zespołu bólowego

a) Neuropatyczne zespoły bólowe

- Neuropatia obwodowa (polipropatia obwodowa)

- Uwięzienie nerwowe

- Radykulopatia

- Neuralgia popółpaścowa (ang. post-herpetic neuralgia)

- Ból po wypadku naczyniowo-sercowym.

- Plexopatia

- Choroba neuronów ruchowych

b) Choroby naczyniowe

- Zakrzepica

- Acrocyanosis

- Ateroskleroza

- Zjawisko Raynauda

- Erythromelalgia

c) Zapalenie

- Erysipelas

- Zapalenie - nie określono inaczej

- Bursitis

- Seronegatywne zapalenie stawów

- Choroby reumatologiczne

d) Zespoły bólu mięśniowo-szkieletowego (Myofascial pain syndromes)

- Nadmierne wykorzystanie

- Nieużywane

- Łokieć tenisowy

- Szkoda związana z powtarzalnym odkształceniem

- Fibromyalgia

e) Problemy psychiatryczne

- Somatoformalne zaburzenia bólowe

- Zespół Munchhausena

Patofizjologia i leczenie

Diagnoza CRPS powinna być stawiana ostrożnie, ponieważ wczesna diagnoza i leczenie zwiększają prawdopodobieństwo powodzenia. W tej części postaram się wspólnie przedstawić możliwości leczenia zgodnie z podstawową patofizjologią zdarzenia.

Patofizjologia CPRS jest skomplikowana i jeszcze nie do końca poznana. Patofizjologia CRPS jest wieloczynnikowa, a ostatnie badania wskazują, że CRPS jest przesadną odpowiedzią zapalną w wyniku urazu (głównie złamania) lub operacji. Zabiegi często opierają się na ekspertyzie i tym, co sprawdza się w innych stanach bólu neuropatycznego. Większość pacjentów (90%) z CRPS ma w wywiadzie klinicznym inicjujące się szkodliwe zdarzenia (takie jak uraz, niedokrwienie, ucisk nerwów). Powód, dla którego tylko niektórzy pacjenci rozwijają CRPS, jest niejasny. Nie istnieje również żaden pojedynczy mechanizm patofizjologiczny, który mógłby wyjaśnić różnorodność i heterogeniczność objawów (obrzęk, objawy ośrodkowego układu nerwowego, zaangażowanie stawów, itp.) Obecnie przyjmuje się, że w grę wchodzi wiele mechanizmów, a prezentacja zależy od względnego wkładu każdego z nich. Przyczyna powstałych zaburzeń związana jest z nieprawidłową reakcją na uszkodzenia tkanek, uczuleniem na ból obwodowy i ośrodkowy, zapaleniem neurogennym, dysfunkcją śródbłonka, zaburzeniem sprzężenia współczulno-aferentnego, gruntowaniem hiperalgetycznym, somatosensoryczną reorganizacją korową, predyspozycjami genetycznymi i autoimmunizacją. Chociaż istnieją dowody na rolę każdego z tych mechanizmów w rozwoju lub ekspresji CRPS, niewiele wiadomo eksperymentalnie o tym, jak te mechanizmy mogą współdziałać ze sobą w celu stworzenia CRPS. Biorąc pod uwagę różnorodność prezentacji obserwowanych w CRPS, względny wkład różnych mechanizmów prawdopodobnie różni się u poszczególnych pacjentów, a nawet u poszczególnych pacjentów na przestrzeni czasu (22,23).

Ewentualne mechanizmy zaangażowane w CRPS (24)

*Uraz nerwów

*Ischemic reperfusion injury or oxidative stress

*Centralne uczulenie

*Peryferyczne uczulenie

*Zmiana funkcji układu współczulnego lub sprzężenia współczulnego

*Czynniki zapalne i immunologiczne

*Zmiany w mózgu

*Czynniki genetyczne

*Czynniki psychologiczne i nieużywanie

Początkowo, w latach czterdziestych XX wieku, publikowane były wcześniejsze teorie dotyczące istoty zespołu znanego obecnie jako kompleksowy regionalny zespół bólowy (complex regional pain syndrome - CRPS). Zaproponowano dwie teorie: odruchową dystrofię współczulną (Evans) i urazowy skurcz naczyń tętniczych (Fosie). Po pierwsze, nadmierne wkłady nerwów aferentnych związane z urazem zapoczątkowały aktywność ośrodkowego układu nerwowego, która rozprzestrzeniała się przez międzynarodową pulę nadpobudliwych neuronów rdzeniowych, stymulujących neurony współczulne. Aktywność generowana w pozazwojowych prądach współczulnych powoduje powstawanie skurczów tętniczych i niedokrwień, które zwiększają ciśnienie filtracji kapilarnej wraz z powstałym obrzękiem i obrzękiem. Przedłużające się bombardowanie impulsów bólowych wyzwala baseny stałego krążenia aktywności w poprzek (rdzeniowych) synaps i błędne koło, które powoduje, że neurony współczulne wyzwalają skurcze naczyniowe, które podnoszą ciśnienie filtracji powodując obrzęk. Po drugie, utrzymujący się skurcz tętniczy niskiego stopnia po urazie tkanki miękkiej może prowadzić do zespołu z silnym bólem, skrajną tkliwością lub alodynią, obrzękiem tkanek, zanikiem mięśni, osteoporozą kostną, sztywnością stawów i ograniczonym ruchem. Podostre, niewykryte skurcze naczyń tętniczych doprowadziły do zmniejszenia odżywienia krwi, co spowodowało zmiany zwyrodnieniowe przede wszystkim w układzie mięśniowo-szkieletowym. Te naczynia nie znajdują się w dużych naczyniach, które wytwarzają zagrażające tkankom niedokrwienie, ale raczej w małych tętnicach. Zespół ten jest bardziej prawdopodobny u pacjentów z urazami uciskowymi, które prowadzą do zwiększonego napięcia tkanek, gdzie ciśnienie mikronaczyniowe jest zmniejszone z powodu zwiększonego ciśnienia wewnątrz przedziałowego. Należy się spodziewać obrzęku, ponieważ niedokrwienie powoduje uraz mikronaczyniowy, który zwiększa wynaczynienie osocza przy zwiększonej przepuszczalności ścian naczyń włosowatych. W rezultacie dochodzi do traumatycznego skurczu naczyń tętniczych, gdy zwiększone napięcie tkanek następuje po zwiększonej przepuszczalności naczyń (żył kapilarnych i powięziowych) i nagromadzeniu płynu śródmiąższowego. Skurcz naczyń tętniczych powoduje przedłużające się niedożywienie tętnicze lub niedożywienie oksydacyjne, które powoduje przede wszystkim zmiany degeneracyjne układu mięśniowo-szkieletowego (6).

Ostatnio postuluje się trzy mechanizmy patofizjologiczne dla CRPS. Pierwsza z nich przywiązuje dużą wagę do zmian spowodowanych pourazowym zapaleniem, druga proponuje obwodową dysfunkcję ruchu, a trzecia sugeruje, że ośrodkowy układ nerwowy przedstawia zmiany funkcjonalne i strukturalne wtórne do słabego dostosowania do przewlekłego bólu. Kliniczna heterogeniczność CRPS wskazuje na zróżnicowanie międzyosobowe w aktywacji tych ścieżek po urazie tkanki (24).

a) Urazowe zapalenie

Istnieją pewne sprzeczności dotyczące tego, w jaki sposób inicjująca uraz powoduje rozwój CRPS. Jednym z ważnych czynników wyzwalających jest odpowiedź prozapalna i immunologiczna związana z urazem inicjującym. Ostatnie badania koncentrowały się na mechanizmach zapalnych i immunoregulacyjnych dla CRPS oraz zwierzęcych modelach CRPS typu 1 promujących rolę mechanizmów zapalnych. Ostatnie badania sugerują istnienie dwóch różnych źródeł zapalenia: Ostre zapalenie, uszkodzenie tkanek za pośrednictwem klasycznych mechanizmów zapalnych (interleukina-1, interleukina-6, czynnik martwicy nowotworów - alfa, CD4, makrofagi, neutrofile) oraz zapalenie neurogenne, za pośrednictwem cytokin prozapalnych i neuropeptydów uwalnianych bezpośrednio przez nociceptory w odpowiedzi na różne czynniki przyczynowe.

Prezentacja kliniczna ostrej fazy CRPS potwierdza hipotezę, że rozwój tego stanu wynika z przesadnej reakcji zapalnej na uraz. Badania kliniczne kończyny dotkniętej CRPS ujawniają ból, obrzęk, rumień, podwyższoną temperaturę i upośledzoną funkcję - pięć kardynalnych objawów stanu zapalnego. W poprzednich badaniach wykazano obecność mechanizmów zapalnych, szczególnie w fazie ostrej, w stężeniach neuropeptydów i mediatorów prozapalnych (substancja P, peptyd spokrewniony z genem kalcytoniny, bradykinina) i cytokin (interleukina (IL)-1β, IL-2 i IL-6 oraz czynnik martwicy nowotworów α (TNF- α)) w krążeniu ogólnoustrojowym, płynie mózgowo-rdzeniowym i dotkniętych kończynach pacjentów z CRPS. Co więcej, wyniki badań in vivo przeprowadzonych na człowieku pokazują, że nawet niewielki uraz tkanki jest wystarczający do wzmocnienia sygnalizacji cytokinowej w tkance urazowej. Cytokiny te zwiększają uwalnianie neuropeptydów zapalnych w pierwotnych neuronach aferentnych. Aktywacja nocyceptorów skórnych może indukować wsteczną depolaryzację pierwotnych aferentów o małej średnicy (odruch aksonowy), powodując uwolnienie neuropeptydów takich jak substancja P i CGRP z terminali sensorycznych w skórze (25,26).

Większość zmian zapalnych w tym zespole jest mediowana przez peptydy genowe kalcytoniny (CGRP) i substancję P, ponieważ u pacjentów z CRPS stężenia tych peptydów są wyższe niż u osób zdrowych. Substancja P, jeden z głównych mediatorów bólu i rozszerzaczy naczyń, wyzwala degranulację komórek tucznych i aktywuje osteoblasty. CGRP jest środkiem rozszerzającym naczynia krwionośne, odgrywającym rolę w wydzielaniu gruczołów, uczestniczącym w transmisji sensorycznej i stymulującym wzrost komórek śródbłonka. Bradykinin jest również powiązany. Wzrost CGRP może być odpowiedzialny za zwiększoną nadpobudliwość neuronów. Zapalenie neurogenne może wystąpić w wyniku sygnalizacji pozajelitowej i wynaczynienia białek. In vitro substancja P stymuluje keratynocyty do ekspresji cytokin prozapalnych, dlatego też ułatwienie sygnalizacji neuropeptydowej w skórze przyczynia się bezpośrednio do zapalenia, wynaczynienia, obrzęku kończyn, a następnie zwiększonej ekspresji cytokin zapalnych. Uwolnienie neuropeptydów prozapalnych (CGRP i substancji P) i cytokin (czynnik martwicy nowotworów α, interleukina-1 i interleukina-6) jest początkowym zdarzeniem generującym i utrzymującym wczesną fazę CRPS typu 1, poprzez wytwarzanie pewnego rodzaju neurogennego zapalenia. Substancje te zwiększają ekstrawazję osocza (prowadząc do obrzęku), mogą powodować rozszerzenie naczyń krwionośnych (prowadząc do ciepłego czerwonego wyglądu w dotkniętym obszarze), a także mogą zwiększać wzrost włosów i pocenie się. W rezultacie te neuropeptydy wywołują rozszerzenie naczyń i wynaczynienie białka w tkance, a wynikające z tego objawy (zaczerwienienie, ocieplenie i obrzęk) nazywane są zapaleniem neurogennym. Ponadto cytokiny i neuropeptydy są również odpowiedzialne za kliniczną postać choroby charakteryzującej się bólem, alodynią, hiperalgezją i obrzękiem (25,26).

Poza zwiększonym stężeniem czynnika martwicy nowotworów alfa (TNF-α) i interleukiny-6 (IL-6) w biopsjach skórnych kończyny dotkniętej chorobą nie ma związku z objawami klinicznymi ani czasem trwania choroby. Związane są one jednak z rozszerzeniem zjawiska hiperalgezji mechanicznej z przesadną odpowiedzią na ból spowodowany ciśnieniem. Ponieważ hiperalgezja mechaniczna jest cechą charakterystyczną centralnego uczulenia. Centralne uczulenie jest procesem, który zwiększa pobudliwość neuronów w rdzeniu kręgowym. Cytokiny zapalne działają prawdopodobnie nie tylko lokalnie w kończynach, ale także w rdzeniu kręgowym, najprawdopodobniej poprzez uczulenie wtórnych neuronów nocyceptywnych lub poprzez interakcję glejowo-neuronalną (26).

U ludzi, zwiększona aktywacja komórek B i liczby mastocytów oraz zmienione wrodzone odpowiedzi immunologiczne (upośledzona aktywność neutrofilów) zostały zgłoszone u pacjentów z CRPS. Wyniki badań u pacjentów z długotrwałym CRPS wskazują, że chociaż całkowita liczba monocytów nie uległa zmianie, odsetek podgrupy prozapalnej CD14+ CD16+ monocytów/macrofagów został zwiększony w porównaniu do osób zdrowych, dobranych pod względem wieku i płci. W surowicy stężenie rozpuszczalnych receptorów TNF i cytokin prozapalnych TNF, interleukiny-1 i interleukiny-8 jest zwiększone we wczesnej fazie CRPS (średnio 3 miesiące), natomiast stężenia cytokin przeciwzapalnych, takich jak interleukina-4, interleukina-10 i transformujący czynnik wzrostu (TGF)-β1, są zmniejszone. Co więcej, stan zapalny powinien być ujawniony zarówno enzymatycznie przez ścieżkę cyklooksygenazy, jak i nieenzymatycznie przez ścieżkę stresu oksydacyjnego. Wynika to ze zwiększonej przepuszczalności mikronaczyniowej i ciśnienia śródściennego, zmniejszonej ekstrakcji tlenu i niedotlenienia komórek, które dotyczą kilku tkanek, w tym mięśni i kości. Wreszcie, generowanie wolnych rodników w wyniku urazu niedokrwienno-reperfuzyjnego i obniżenie pH dodatkowo wspomaga utrzymywanie się bólu i uwalnianie neuropeptydów. W tych ramach współczulny układ nerwowy prawdopodobnie przyczynia się do tego poprzez interakcję z opisanymi powyżej mechanizmami, powodując zaburzenia wazomotoryczne (25).

W CRPS, zapalenie jest najbardziej widocznym mechanizmem. Wszystkie inne mechanizmy są wynikiem trwającego zapalenia. Wyniki te sugerują, że odpowiednia terapia przeciwzapalna może być przydatna w leczeniu pacjentów z CRPS. Prosta analgezja jest stosowana w celu złagodzenia bólu i sztywności, aby ułatwić ruch podczas ćwiczeń i ograniczyć stosowanie opioidów. Paracetamol nie ma żadnych konkretnych dowodów w CRPS, ale jest stosowany. Nie ma wystarczających dowodów na stopień kontroli bólu osiągnięty przez niesteroidowe leki przeciwzapalne (NLPZ) u pacjentów CRPS typu 1. Tradycyjne inhibitory NSAID's (ibuprofen) lub COX2 (celekoxib) są przydatne w fazie ostrej. NSAIDs, w tym inhibitory COX-2, są stosowane, w szczególności gdy występuje obrzęk, samodzielnie lub dodawane do paracetamolu. NLPZ blokują aktywność enzymu cyklooksygenazy (COX) w celu zahamowania szlaku syntezy prostaglandyn. W rezultacie hamują one COX i zapobiegają syntezie prostaglandyn, które pośredniczą w zapaleniu i hiperalgezji, a tym samym mogą blokować proces nocycepcji rdzenia kręgowego. Są one środkiem przeciwbólowym pierwszej linii, szczególnie w przypadku sztywności mięśni, obrzęku (27).

Kortykosteroidy doustne są jedynymi lekami przeciwzapalnymi, na które istnieją bezpośrednie dowody kliniczne w CRPS. Kortykosteroidy mogą być brane pod uwagę we wczesnej fazie zapalnej w celu stłumienia dużego składnika zapalnego, uważanego za częsty w fazie ostrej. Glikokortykosteroidy zmniejszają objawy zapalenia poprzez tłumienie mediatorów, takich jak cytokiny, neuropeptydy, eikozanoidy, aminokwasy i chemokiny. Ponadto w wyniku leczenia kortykosteroidami zmienia się regulacja komórek odpornościowych, co może prowadzić do zmniejszenia fagocytozy, odpowiedzi antygenowej, produkcji cytokin i komórkowej odpowiedzi immunologicznej (28,29). Oprócz ograniczania syntezy leukotrienów poprzez hamowanie metabolizmu kwasu arachidonowego, kortykosteroidy hamują również działanie substancji P i CGRP, a także modulują syntezę neuropeptydów w neuronach czuciowych zwojów korzeni grzbietowych (30). Niewiele wiadomo na temat czasu trwania i dawkowania. Dawki 30-40 mg prednizolonu doustnego na dobę przez dwa tygodnie po okresie zwężenia zostały zgłoszone jako skuteczne w ostrym CRPS, ale nie ma dowodów na istnienie żadnego schematu (31). Chociaż kortykosteroidy okazały się skuteczne w leczeniu CRPS, co sugeruje, że we wczesnym CRPS może być wskazany krótki przebieg leczenia sterydami z wyraźnym stanem zapalnym, to jednak dłuższe przebiegi leczenia sterydami są niepotwierdzone (27). W świetle tych informacji uważa się, że w leczeniu wczesnych CRPS należy stosować kortykosteroidy doustne w celu zarówno zahamowania zapalenia (również neurogennego), które wydaje się być zdarzeniem początkowym, jak i zmniejszenia zwiększonej aktywności współczulnej wtórnej do zapalenia.

Z drugiej strony, stosowanie antyoksydantów w leczeniu CRPS opiera się na przekonaniu, że wolne rodniki tlenowe generowane przez proces zapalny mogą być kluczowym składnikiem rozprzestrzeniania się procesu chorobowego. Miejscowe preparaty antyoksydacyjne, takie jak sulfotlenek dimetylu (DMSO) i N-acetylocysteina, okazały się skuteczne w uśmierzaniu bólu. Mechanizm farmakologiczny padlinożerców wolnych rodników różni się od glukokortykosteroidów. Łamacze wolnych rodników (DMSO, N-Acetylocysteina) redukują reakcje zapalne poprzez neutralizację wolnych rodników, które są wytwarzane podczas kaskady zapalnej, ograniczając w ten sposób trwające uszkodzenia tkanek (28). Istnieją wskazania, że krem DMSO jest bardziej skuteczny w pierwotnym ciepłym CRPS typu 1, a N-acetylocysteina (NAC) jest bardziej skuteczny w pierwotnym zimnym CRPS typu 1 (32). Ponieważ istnieją pewne dowody na obecność witaminy C w profilaktyce, była ona stosowana jako leczenie we wczesnym stadium zespołu. Znaczące działanie zapobiegawcze witaminy C w zatrzymaniu przejścia do CRPS można przypisać antyoksydacyjnym właściwościom witaminy C, które teoretycznie mogłyby zmniejszyć mechanizmy zapalne (związane ze stresem oksydacyjnym). Witamina C jest obecnie uznawana za najskuteczniejszą terapię profilaktyczną dla rozwoju CRPS i jest powszechnie stosowana okołooperacyjnie po operacji kończyn. Biorąc pod uwagę dobry profil bezpieczeństwa i niskie koszty, witamina C może stanowić opłacalne podejście w zapobieganiu CRPS po urazie ortopedycznym lub operacji. Wykazano, że stosowanie witaminy C (500mg doustnie codziennie przez 50 dni) zmniejsza częstość występowania CRPS po złamaniach promieniowych, stóp i kostek (33).

b) Dysfunkcja układu naczyniowo-ruchowego

Inne zmiany w układzie nerwowym po urazie, które mogą również przyczynić się do powstania CRPS, to zmiana funkcji układu współczulnego i ewentualne sprzężenie współczulne. Od dawna przyjmuje się, że układ współczulny odgrywa kluczową rolę w CRPS (najczęstszym starszym określeniem dla CRPS typu 1 była odruchowa dystrofia współczulna). W XX wieku deregulacja współczulnego układu nerwowego była uważana za wiodący mechanizm tworzący obraz kliniczny CRPS typu 1. W ostatniej dekadzie kilka linii dowodów sugeruje, że dysfunkcja współczulna może być czynnikiem przyczyniającym się do patogenezy CRPS typu 1, ale nie jest głównym etiologicznym graczem w łańcuchu zdarzeń wywołujących chorobę. Współczulny układ nerwowy prawdopodobnie przyczynia się poprzez interakcję ze stanem zapalnym, powodując zaburzenia wazomotoryczne, które są powszechne w CRPS (34).

Inne istotne zmiany w układzie nerwowym po urazie są bardziej zlokalizowane. Nadmierne nakłady na nerwy aferentne związane z urazem stymulują neurony współczulne poprzez wewnętrzną pulę nadaktywnych neuronów rdzeniowych. Wykazano, że zarówno zmniejszony odpływ współczulny układu nerwowego, jak i krążące aminy katecholowe (uwalniane w odpowiedzi na ból lub stres) powodują zwiększone wypalanie i ekspresję receptorów katecholaminowych na włóknach nocyceptywnych (głównie z włókien typu A-delta i C) w dotkniętym obszarze. Dlatego też współczulny układ nerwowy, oprócz wpływu na krążenie obwodowe w CRPS, może również przyczyniać się do bólu. Nociceptory rozwijają wrażliwość katecholaminową, prawdopodobnie w wyniku zmniejszonej aktywności skórnych neuronów współczulnych zwieraczy naczyń. Noradrenalina uwalniana przez włókna nerwów współczulnych może aktywować lub uczulać zmienione neurony aferentne. Zjawisko to określane jest jako sprzężenie sympatyczne. Jednak sprzężenie sympatyczno-afektywne zwiększające natężenie bólu może powodować zjawisko bólu współczulnego podtrzymującego. Intensywność i obszar bólu spontanicznego i hiperalgezji mechanicznej znacznie wzrasta u pacjentów, którzy są klasyfikowani jako cierpiący na ból utrzymywany współczulnie (definiowany jako zmniejszenie bólu z blokami współczulnymi), ale nie u pacjentów z bólem niezależnym od współczucia (35).

Zmiany w cechach klinicznych CRPS w miarę postępu choroby od fazy ostrej do przewlekłej można przypisać zmianom w mechanizmach katecholaminergicznych. W fazie ostrej (ciepłej), kończyna dotknięta CRPS wykazuje obniżenie poziomu krążącej noradrenaliny w osoczu krwi w porównaniu z kończyną nie dotkniętą. We wczesnej fazie CRPS typu 1 rozszerzenie naczyń jest prawdopodobnie związane również ze zmniejszeniem podstawowej funkcji współczulnej, a tym samym aktywności zwiotczającej naczyń (o czym świadczy upośledzenie odruchów zwiotczających naczyń). W ostrej (ciepłej) fazie przebiegu klinicznego CRPS, dotknięta kończyna jest ciepła, czerwona i obrzęknięta. W rezultacie dochodzi do kompensacyjnej uporczywej regulacji obwodowych receptorów adrenergicznych, powodującej nadwrażliwość na krążące aminy katecholowe. W fazie przewlekłej (zimnej) zwężenie naczyń powinno być zamierzone jako konsekwencja zaburzonej funkcji współczulnej i nadwrażliwości adrenergicznej. W związku z tym po narażeniu na działanie amin katecholowych dochodzi do nadmiernego zwężenia naczyń krwionośnych i pocenia się. W przewlekłej (zimnej) fazie przebiegu klinicznego CRPS dotknięta kończyna jest zimna, cyjanozowana i lepka w wyniku zwężenia naczyń i pocenia się. Sugeruje to, że nadmierny odpływ współczulny układu nerwowego jest czynnikiem stymulującym progresję stanu i utrzymanie bólu i to było przesłanką do zastosowania blokad zwojów współczulnych w celu zmniejszenia objawów CRPS (35).

Krótko mówiąc, dotknięta kończyna jest zazwyczaj cieplejsza od zdrowej kończyny na początku, a zimniejsza od zdrowej później. Ta zmiana temperatury sugeruje, że aktywność neuronów wazokonstryktorowych zmienia się w czasie w CRPS. U osób z CRPS zidentyfikowano trzy wyraźne wzorce zmian temperatury. Pierwszy z nich jest typem ciepłym, w którym dotknięta kończyna była cieplejsza, a wartości perfuzji skórnej są wyższe niż w przypadku kończyny kontralateralnej i występuje u pacjentów, którzy mają CRPS średnio przez 4 miesiące. Stężenia noradrenaliny z odpływu żylnego nad bolesnym obszarem są niższe w dotkniętej kończynie niż w kontralateralnej. Drugi wzór jest typem pośrednim, w którym temperatura i perfuzja są albo cieplejsze albo zimniejsze, w zależności od ilości aktywności współczulnej. Wzorzec ten występuje u pacjentów o średnim czasie trwania choroby wynoszącym 15 miesięcy. Trzecim typem jest typ zimny, w którym temperatura i perfuzja w zaatakowanej kończynie są stale niższe niż w kontralateralnej i występuje u pacjentów, którzy mają CRPS średnio przez 28 miesięcy. Jednakże, paradoksalnie, stężenie noradrenaliny jest również niższe po stronie dotkniętej chorobą. Sugeruje to, że oprócz zapalnego poszerzenia naczyń, CRPS wiąże się z jednostronnym hamowaniem skórnych neuronów współczulnych kurczących naczynia, co prowadzi do cieplejszej kończyny w ostrym stadium. To zaburzenie termoregulacji jest prawdopodobnie spowodowane przez zmiany funkcjonalne w rdzeniu kręgowym, pniu mózgu lub mózgu, które są wywołane przez początkowy uraz. Istnieją sugestie, że skóra współczulna aktywność wazokonstryktora wraca do normy, jak CRPS utrzymuje się, nawet jeśli kończyna staje się zimna i niebieskawa. Biopsje pobrane od osób z przewlekłym CRPS typu 1 sugerują, że ten oczywisty paradoks można prawdopodobnie wyjaśnić zwiększoną gęstością lub reaktywnością receptorów α-adrenergicznych w skórze. Tak więc, chociaż w ostrym stadium CRPS dominują centralne zaburzenia w odpływie współczulnym eferentnym, to w stadium przewlekłym dominują zaburzenia transmisji nerwowo-naczyniowej i rozwój nadreaktywności naczyń krwionośnych na krążące aminy katecholowe (35).

Oprócz sprzężenia w skórze, interakcja sympatyczno-afektywna występuje prawdopodobnie również w tkankach głębokiej domeny somatycznej, takich jak kości, mięśnie czy stawy. U niektórych pacjentów pobudzenie aktywności współczulnej może nadal powodować ból nawet po udanej blokadzie współczulnej, co sugeruje, że nie można całkowicie wykluczyć centralnego procesu - niezależnego od obwodowego układu współczulnego - u wszystkich pacjentów. Zmiany w śródbłonku mogą również odgrywać rolę w zaburzeniu krążenia obwodowego w przewlekłym CRPS. Dysfunkcja śródbłonka związana jest z obniżoną zdolnością do uwalniania tlenku azotu z śródbłonka, co prowadzi do trwałego zwężenia naczyń. Zmniejszone stężenie tlenku azotu odnotowano w CRPS, zarówno bezpośrednio (obniżone stężenie tlenku azotu w ssącym płynie pęcherzowym dotkniętej strony w porównaniu ze stroną niedotkniętą), jak i pośrednio (obniżone rozszerzenie naczyń spowodowane acetylocholiną dotkniętej strony w porównaniu ze stroną niedotkniętą i w porównaniu z osobami dotkniętymi) (36).

Ze względu na współczujący ból w CRPS, w leczeniu tego schorzenia stosuje się antagonistów receptorów adrenergicznych lub agonistów adrenergicznych alfa-2. Fenoksybenzamina okazała się skuteczna w zapewnieniu całkowitej remisji bólu, ze zwiększoną skutecznością w ostrym stadium, podkreślając tym samym znaczenie wczesnego rozpoznania CRPS. Alternatywnie, klonidyna, która jest agonistą alfa-2 adrenergicznym, została zgłoszona w celu złagodzenia miejscowej hiperalgezji i zapewnienia rozległej analgezji u pacjentów z bólem współczulnym. Kilka strategii terapeutycznych zostało również wykorzystanych w leczeniu przewlekłego stadium CRPS. Zgłoszono, że blokada kanału wapniowego za pomocą nifedypiny jest skuteczna w zwalczaniu zwężenia naczyń występującego w tej fazie CRPS (37,38).

Blokada współczulna (blokada zwoju gwiaździstego i lędźwiowego), która przynosi korzyści diagnostyczne i terapeutyczne, jest szeroko stosowana, mimo ograniczonych dowodów potwierdzających. Często stosuje się serię kilku bloków w odstępach tygodniowych. Są one przydatne u pacjentów z umiarkowanym i silnym bólem, którzy nie reagują na leczenie fizyczne i farmakologiczne. Bloki współczulne mają na celu złagodzenie współczującego bólu. Bloki oferowane są z reguły na gorącą fazę floridową i na niebieską fazę zimną, jeśli występuje wyraźny obrzęk. Ostatnie badania wykazały, że blokada współczulna zapewnia znaczne zmniejszenie bólu, a także dłuższy czas działania środków przeciwbólowych, co umożliwia pacjentom poprawę udziału w terapiach funkcjonalnych. Nadal jednak brakuje ostatecznych dowodów dotyczących ogólnej skuteczności blokady współczulnej, a podejście to nie zostało jeszcze wykazane jako lecznicze (39).

Sympathektomia może być wykonana jako przedłużenie czasowej blokady współczulnej u pacjentów, u których występuje dobra, ale przemijająca ulga w postaci blokady współczulnej. Polega to na rozcięciu łańcuchów współczulnych lub zwoju gwiaździstego za pomocą środków chemicznych, częstotliwości radiowych lub otwartych technik chirurgicznych w celu przedłużenia znieczulenia. Chemiczna sympatektomia jest przeprowadzana przy użyciu alkoholu lub fenolu w celu zniszczenia łańcucha współczulnego, ale metoda ta ma zmienne wyniki, a dowody na jej skuteczność są ograniczone. Sympatektomia o częstotliwości radiowej zapewnia długotrwałe złagodzenie bólu. Nie jest również jasne, czy trwała sympatektomia jest lepsza niż powtarzające się tymczasowe blokady znieczulenia miejscowego. Powikłania sympathektomii są powszechne, takie jak nerwoból po sympatektomii, anhydroza i zespół Hornera. Biorąc pod uwagę trwały charakter tego podejścia, sympatektomia jest zazwyczaj rozważana tylko u pacjentów, u których zawiodły alternatywne metody leczenia (40).

c) Centralne i obwodowe uczulenie nocyceptywne

Po uszkodzeniu tkanek i/lub urazie neuronów, zmiany w centralnym i obwodowym układzie nerwowym prowadzą do nasilenia stanu zapalnego i zwiększonej reakcji na ból. Dostosowania te działają jako mechanizmy ochronne, promujące unikanie działań, które powodują dalsze szkody. Zmiany te zachodzą zarówno w obwodowym, jak i centralnym układzie nerwowym. Na peryferiach uraz powoduje lokalne zmiany w pierwotnych włóknach aferentnych. Zarówno sprzężenie współczulne, jak i uwalnianie mediatorów zapalnych (takich jak bradykinina), neuropeptydów pronocyceptywnych (takich jak substancja P) oraz cytokin prozapalnych wykazują zwiększone wypalanie w odpowiedzi na normalnie bolesne bodźce oraz zmniejszają próg wypalania nocyceptywnego dla bodźców termicznych i mechanicznych. Powoduje to trwałą stymulację włókien A-delta i polimodalnych włókien C, po której początkowo zlokalizowany ból powoduje ciągły ból (uczulenie obwodowe). Po uszkodzeniu tkanek miejscowe pierwotne włókna dośrodkowe uwalniają różne substancje, które uczulają zakończenia nerwów nocyceptywnych na inne substancje, takie jak histamina i bradykinina, przyczyniając się do rozwoju hiperalgezji i alodynii. Pośredniczy w tym uwalnianie neuropeptydów, takich jak substancja P, bradykinina i glutaminian, przez nerwy obwodowe, które uczulają i zwiększają aktywność miejscowych obwodowych i wtórnych centralnych neuronów nocyceptywnych, powodując nasilenie bólu od bodźców szkodliwych (hiperalgezja) i ból w odpowiedzi na bodźce nieszkodliwe (allodynia). Odbarwienie współczulne powoduje wzrost wrażliwości naczyń krwionośnych na aminy katecholowe, powstające w wyniku zwiększenia liczby lub wrażliwości adrenoceptorów. Ten wzrost może być odpowiedzialny za zmniejszenie przepływu krwi do skóry w stanach przewlekłych. Zakłada się, że sympatektomia powoduje uczulenie w długim okresie czasu, co może tłumaczyć, dlaczego niektórzy pacjenci mają przejściowe korzyści. Ponadto cytokiny i czynnik wzrostu nerwów mogą pobudzać nociceptory i wywoływać długotrwałe uczulenie obwodowe.

W obrębie ośrodkowego układu nerwowego, trwające szkodliwe wejście po urazie tkanki wyzwala centralne uczulenie (wzrost pobudliwości neuronów nocyceptywnych w rdzeniu kręgowym, które zwiększają reakcję na ból). Rola centralnego uczulenia w CRPS wskazuje na to, że kończyna dotknięta CRPS (w porównaniu z kończynami niedotkniętymi) wykazuje zwiększone sumowanie czasowe. Wzrost pobudliwości neuronów nocyceptywnych w rdzeniu kręgowym i czynnika wzrostu nerwów (NGF) uwalnianych przez makrofagi i mastocyty wyzwala centralne uczulenie. Mechanizmy centralnego uwrażliwienia nie są do końca poznane, ale mogą obejmować hamowanie neuronów nocyceptywnych rdzeniowych i trójdzielnych lub ułatwianie aktywności nocyceptywnej przez neurony pobudzające, które wystają z rdzenia krukowatego. Podobne zmiany zachodzą w strukturach zaangażowanych w emocjonalne aspekty bólu, takich jak migdałki, żyły przednio-kręgowe i kora przedczołowa i zmiany te mogą stanowić podłoże dla długotrwałych zmian poznawczych i nastroju, które są wyuczone i zachowane-e. g. uwarunkowany strach i uzależniające zachowanie. Proces uczulania wydaje się zniekształcać lub tłumić nieprzyjemne doznania. Utrata hamującego wpływu normalnych wrażeń skórnych w kończynach dotkniętych CRPS może zwiększyć pobudliwość sieci nocyceptywnych wzgórzowo-korowych, tworząc tym samym błędne koło. Glutaminian aminokwasów wzbudzających odgrywa rolę w centralnym uwrażliwieniu poprzez aktywację receptorów N-metylo-D-asparaginianu (NMDA) w kręgosłupie. Kluczowym zdarzeniem w centralnym uwrażliwieniu jest aktywacja i upregowanie receptorów glutaminianowych, które zwiększają transmisję sygnału w obwodach nocycepcyjnych z rdzenia kręgowego do kory mózgowej; to znaczy, uwrażliwione kręgowe neurony nocycepcyjne stają się bardziej wrażliwe na peryferyjne wejście i mogą nawet ulec pożarowi w przypadku braku takiego wejścia. Jako takie, centralne uczulenie może powodować przewlekły ból, hiperalgezję i alodynię, a także rozprzestrzenianie się bólu na przyległe, nieuszkodzone obszary. Zarówno obwodowe, jak i centralne uczulenie może przyczynić się do powstania niektórych charakterystycznych cech CRPS, w tym bólu spontanicznego, hiperalgezji i alodynii (25).

Istnieje wiele dowodów na to, że mechanizmy nadrdzeniowe są również zaangażowane w patofizjologię CRPS. Dla przykładu, u zdrowego uczestnika, powtarzalna, szkodliwa stymulacja elektryczna z tyłu dłoni wywoła adaptację do bodźców w taki sposób, że ból wywołany przez bodźce zostanie zredukowany, co wskazuje na zahamowanie zejścia i powstanie obszaru skóry hiperalgicznej, co wskazuje na ułatwienie zejścia. Jednak pacjenci z CRPS w mniejszym stopniu dostosowują się do takich bodźców, niezależnie od tego, czy są one stymulowane na ręce dotkniętej chorobą, czy na ręce nie dotkniętej chorobą, i rozwijają większy obszar hiperalgezji (41).

Obecnie wiadomo, że przewlekły ból może powodować zmiany w korowej reprezentacji dotkniętego obszaru, w szczególności reprezentacji dotkniętego obszaru lub kończyny w korze somatosensorycznej (S1), która jest stosunkowo mała w porównaniu do zdrowej kończyny. Neurony rdzeniowe mogą zwiększać swoją wrażliwość w odpowiedzi na bombardowanie nocyceptywne wywołane zmianami autonomicznymi. Mówi się, że obwodowe, rdzeniowe i nadrdzeniowe nocyceptywne korowe skale przetwarzania są zaangażowane w genezie CRPS z powodu generowania reorganizacji mapy somatotopowej w obrębie pierwotnej somatosensorycznej kory mózgowej kontralateralnie do dotkniętej kończyny u pacjentów z CRPS. Uznaje się, że ta plastyczność neuronów, indukowana bólem, powoduje hiperalgezję, ale może również powodować hipoalgezję i hipoestezję. Ta plastyczność neuronów może być efektem spadku w odpowiedzi na ból. Skala tych zmian związana jest ze spontanicznym bólem CRPS i mechaniczną hiperalgezją. Kiedy objawy CRPS zmniejszają się po leczeniu, ta reorganizacja korowa S1 również ulega odwróceniu. Ta korowa reorganizacja może wyjaśniać niektóre z zastanawiających objawów klinicznych CRPS; na przykład, przestrzenne rozmieszczenie zaburzeń czucia w wzór podobny do rękawiczki lub pończochy, występowanie wrażeń dotykowych indukowanych odniesienia, postrzeganie, że kończyna jest większa niż w rzeczywistości, i obecność deficytów hemisensorycznych (41).

Zmiany korowe wpływają również na pierwotną korę ruchową u pacjentów z CRPS. Upośledzenie funkcji silnika jest częste po większości urazów, ale z reguły ustępuje po powrocie pacjenta do zdrowia. Wykazano zmniejszenie mechanizmów hamujących i zwiększenie pobudliwości kontralateralnej pierwotnej kory ruchowej u pacjentów z CRPS. Co więcej, dwustronne zmiany korowe sugerują powszechną utratę wartości centralnego przetwarzania silników w CRPS. Pacjenci z CRPS mają znaczną reorganizację centralnych obwodów silnikowych, z większą aktywacją silnika pierwotnego i korty motoryczne uzupełniające niż osoby cierpiące na chorobę. Ponadto zwiększa się aktywacja ipsilateralnej kory ruchowej, a wielkość dysfunkcji ruchowej koreluje z aktywacją tylnej kory ciemieniowej, dodatkowej kory ruchowej i pierwotnej kory ruchowej. Oczywiste jest, że u osób z CRPS zachodzą powszechne zmiany w funkcji korowej i chociaż dokładna rola tych zmian w patofizjologii CRPS nie została wyjaśniona, prawdopodobnie przyczyniają się one do upośledzenia motoryki i zmysłów, które są powszechnie zauważane w CRPS (41).

Niedopasowanie intencji ruchowych i sensorycznego sprzężenia zwrotnego z kończyny (jak ma to miejsce w przypadku unieruchomienia lub po amputacji) powoduje dysfunkcję w grzbietowo-bocznych korowych przedczołowych i ciemieniowych dolnych, czyli obszarach zaangażowanych w tworzenie mapy somatyczno-przestrzennej ciała. Może to prowadzić do rozwoju bólu korowego, uczucia fantomowego, zaniedbania sensorycznego i dystonii. Pacjenci z CRPS mogą mieć ipsilateralne upośledzenie hemizensoryczne, a zespół zaniedbania charakteryzuje się upośledzeniem hemizensorycznym. Oni niezmiennie twierdzą, że chociaż wierzą, że kończyna jest ich, czują, że tak nie jest. Ustalenie to sugeruje, że zaburzenia podobne do zaniedbań zgłaszane w CRPS są raczej wynikiem dorozumianego mechanizmu unikania prowokacji bólu lub zmiany reprezentacji aspektów kończyny, niż bezpośrednią konsekwencją rzeczywistego uszkodzenia nerwów. Jednak u pacjentów wrażliwych na CRPS występują wyraźne zaburzenia ruchowe. Dystonia, najczęstsze zaburzenie ruchu w CRPS, charakteryzuje się w ramieniu uporczywym zginaniem się palców i nadgarstka, a w nodze zginaniem roślinnym i odwracaniem stopy, z pazurami lub bez palców u rąk. Początek dystonii następuje po ostrym stadium, co sugeruje, że nie jest on spowodowany przez ostre mechanizmy zapalne. Ten przyspieszony przebieg choroby jest typową cechą wadliwej plastyczności neuronów. Centralne uczulenie jest ważną cechą neurofizjologiczną u pacjentów z CRPS niezależnie od tego, czy mają dystonię, co sugeruje, że mechanizmy leżące u podstaw dystonii występują poza centralnym uczuleniem. Tak więc mechanizmy GABAergiczne za pośrednictwem kręgosłupa prawdopodobnie odgrywają szczególną rolę w dystonii związanej z CRPS (41).

Leki, które łączyły neuralgie, obejmują leki przeciwdepresyjne, gabapentynę i pregabalinę, opioidy, 5% przezskórną plastry lidokainy i miejscową kapsaicynę. Istnieje coraz większa zgodność co do tego, że chociaż opioidy stanowią drugą lub trzecią linię leczenia jako rozsądna opcja leczenia, nie powinny być początkowo stosowane, a dawka nie powinna być szybko zwiększana. Skuteczność Tramadolu polega na hamowaniu wychwytu zwrotnego noradrenaliny i serotoniny (związek macierzysty) oraz działaniu opioidowym (metabolit). Metadon ma teoretyczne zalety dla bólu neuropatycznego ze względu na jego rzekomy antagonizm N-metylo-d-aspartate i praktyczną przewagę niskich kosztów. Receptory opioidowe łączą się z inhibitorami białek G. Na poziomie nadrdzeniowym opioidowe środki przeciwbólowe łączą się z receptorem mułowym, który znajduje się w neuronach GABAergicznych, których zahamowanie umożliwia aktywację zstępujących neuronów serotoninergicznych hamujących. Na poziomie rdzenia kręgowego zapewniają one zahamowanie uwalniania mediatorów szlaku bólowego, substancji P, glutaminianu i tlenku azotu z aferentnych neuronów nocyceptywnych. Stałe stosowanie opioidów w przypadku podejrzenia lub formalnego rozpoznania złożonego regionalnego zespołu bólowego jest kontrowersyjne. Ogólnie rzecz biorąc, jeśli stosowanie opioidu wspomaga fizyczne korzyści lub zgodność z terapią, to dalsze stosowanie jest dopuszczalne jako terapia trzeciej lub czwartej linii. Chociaż bezpieczeństwo i skuteczność opioidów w leczeniu bólu neuropatycznego zostały udokumentowane, większe dawki i długotrwałe stosowanie mogą powodować tolerancję, nudności, wymioty, zaparcia, zaburzenia poznawcze, somnolonce, depresję oddechową, uzależnienie, nadużywanie, immunosupresję, zaburzenia hormonalne (obniżenie poziomu testosteronu, zmniejszenie popędu płciowego i libido, nieregularne miesiączki) oraz przedawkowanie prowadzące do zgonu (27,42).

Trójcykliczne leki przeciwdepresyjne (TCA) są powszechnie stosowane w leczeniu CRPS. Działanie antyhyperalergiczne TCA jest prawdopodobnie związane z nasileniem noradrenergicznych i serotoninergicznych zstępujących szlaków hamujących oraz częściowych mechanizmów blokady kanału sodowego, które są niezależne od ich działania antydepresyjnego. TCAs hamują wychwyt serotoniny i noradrenaliny w zakończeniach nerwów presynaptycznych i ułatwiają zstępującą drogę antynocyceptywną (uśmierzającą ból) w ośrodkowym układzie nerwowym. Mogą one przynieść dalsze korzyści pacjentom z CRPS poprzez ich działanie uspokajające (antyhistaminergiczne) i aneksykolityczne. Zarówno aminy trzeciorzędowe (amitryptylina, doksepina), jak i drugorzędowe (nortriptylina, desipramina) są stosowane klinicznie. Rozsądny schemat dawkowania składa się z 10-25 mg doustnie przed snem, stopniowo wzrastając o 10-25 mg co tydzień, aż do osiągnięcia docelowej dawki 1-2 mg/kg doustnie przed snem. Działania niepożądane są bardziej powszechne w przypadku amin trzeciorzędowych, dlatego też należy zdecydowanie rozważyć zastosowanie amin drugorzędowych w leczeniu wstępnym. Działania niepożądane mogą obejmować zaburzenia przewodzenia (antagonizm kanału sodowego), działania niepożądane o działaniu antycholinergicznym (zmęczenie, kserostomia, zaparcia, zaburzenia równowagi, zatrzymanie moczu i kołatanie serca), niedociśnienie ortostatyczne (antagonizm alfa1-adrenergiczny), przyrost masy ciała (działanie antyhistaminergiczne) i sedację (działanie antyhistaminergiczne). Często działania niepożądane są związane z dawką i mniej wyraźne, gdy stopniowo zwiększane są małe dawki. Istotne przeciwwskazania do TCA obejmują niedawny atak serca, padaczkę, jaskrę wąskokątną, blok serca, zatrzymanie moczu oraz stosowanie inhibitorów monoaminooksydazy. Zalecać ostrożnie u pacjentów z wrodzonym zespołem QT, chorobą sercowo-naczyniową lub hipokaliemią (27,43).

TCA nie są lekami łagodnymi, a przedawkowanie tych leków może być toksyczne w porównaniu z serotoninowymi lekami przeciwdepresyjnymi selektywnymi. Jednak selektywne inhibitory wychwytu zwrotnego serotoniny (SSRI) są mniej skuteczne w leczeniu bólu neuropatycznego. Chociaż większość badań nad serotoninowymi lekami przeciwdepresyjnymi typu selektorowego (nietricyklicznymi) wykazuje niewielką lub żadną analgezję, to jednak wenlafaksyna, duloksetyna i mirtazapina, które blokują zarówno serotoninę jak i wychwyt noradrenaliny (SNRI), mogą być bardziej skuteczne w bólu neuropatycznym (44,45). Najnowsze dowody wskazują również, że środki te mają bezpośrednie działanie przeciwbólowe wykraczające poza ich działanie przeciwdepresyjne (46).

Leki przeciwdrgawkowe, takie jak gabapentyna, okazały się skuteczne w uśmierzaniu bólu w ostrej i przewlekłej neuropatii, są powszechnie stosowane w ramach farmakologicznego postępowania z CRPS. Gabapentyna oddziałuje z neuronalnymi kanałami typu L w podjednostce spesific alpha2delta, ograniczając uwalnianie neuroprzekaźników. Badania nad skutecznością gabapentyny w CRPS typu 1 wykazały wyraźną poprawę w zakresie redukcji bólu i długotrwałych deficytów sensorycznych, wspierając tym samym przydatność tej formy terapii (47). Racjonalna struktura dawkowania gabapentyny może wynosić 300 mg trzy razy na dobę z przyrostami 100-300 mg co 5 dni lub więcej, aż do uzyskania maksymalnej dawki 3600 mg/dobę, jeśli pacjenci nie osiągną odpowiedniej ulgi przy niższych dawkach. Dostosowanie dawki jest konieczne w przypadku pacjentów z niewydolnością nerek. Często zgłaszanymi działaniami niepożądanymi są senność i zawroty głowy, a czasem także ataksja i zmęczenie. Efekty te często ustępują w ciągu 2 tygodni od rozpoczęcia leczenia (27). Chociaż gabapentyna ma dobry profil bezpieczeństwa, ważne jest, aby zdawać sobie sprawę z rzadkich, ale poważnych skutków ubocznych, w tym zaburzenia nastroju i ideologii samobójstwa (48).

Pregabalina ma podobny mechanizm działania jak gabapentyna. Uważa się, że jego główną zaletą w porównaniu z gabapentyną jest bardziej liniowy profil farmakokinetyczny i dozowanie dwa razy dziennie. Jego profil efektów ubocznych jest podobny do profilu gabapentyny i jest generalnie dobrze tolerowany (49). Typowe dawkowanie pregabaliny rozpoczyna się od 75 mg dwa razy na dobę i wzrasta do 150 mg dwa razy na dobę w ciągu 1 tygodnia, jeśli pacjenci tolerują lek. Niekorzystne zdarzenia (zawroty głowy, senność) są podobne do tych z gabapentyny. Chociaż nie ma dowodów potwierdzających długoterminową skuteczność leków przeciwdrgawkowych dla CRPS, czynniki te mogą być przydatne w łagodzeniu bólu we wcześniejszym stadium choroby (27).

Środki miejscowe zyskały popularność do stosowania w niektórych stanach neuropatycznych, takich jak neuropatia cukrzycowa, neuralgia popółpaścowa lub ból neuromatyczny, ale są one również przepisywane do CRPS. Środki miejscowe do CRPS dostarczają lekarstwa bezpośrednio do skóry dotkniętej chorobą. Środki miejscowe do CRPS obejmują plastry lidokainowe 5% i kapsaicynę. Plaster z lidokainą jest zatwierdzony przez Amerykańską Agencję ds. Żywności i Leków (FDA) do leczenia nerwobólów popółpaścowych i jest coraz częściej stosowany w leczeniu CRPS. Uważa się, że miejscowa lidokaina przynosi ulgę w bólu poprzez zmniejszenie wydzielania pozamacicznego w obwodowych odbiornikach czuciowych, ponieważ ulga w bólu występuje przy braku znieczulenia miejscowego. Efekty uboczne środków znieczulenia miejscowego są minimalne i obejmują miejscowe podrażnienia i obrzęki skóry, które z reguły ustępują w ciągu 2-3 godzin po usunięciu środka znieczulenia miejscowego ze skóry. Stężenia miejscowych miejscowych środków znieczulających we krwi są znacznie poniżej poziomu toksyczności. W rzeczywistości są one również znacznie poniżej poziomów terapeutycznych stosowanych we wlewach lidokainy, która ma silne właściwości blokujące kanał sodowy i wykazała skuteczność w kilku badaniach bólu neuropatycznego i CRPS (50). Kapsaicyna jest substancją czynną w papryce chili. Jest to związek waniloidowy, który powoduje aktywację, a następnie obumieranie zakończeń nerwów nocyceptywnych. Jednak w miejscu zastosowania często wywołuje bolesne uczucie pieczenia, które wielu pacjentów ma problemy z tolerowaniem, co prowadzi do słabej zgodności (51).

Dodatkowo, w badaniach nad bólem neuropatycznym na zwierzętach wykazano, że wzrost ekspresji receptorów NMDA odgrywa rolę w klinicznym przewlekłym bólu neuropatycznym, w tym CRPS. Upregowanie ścieżek zapalnych w CRPS uwrażliwia podniecające ścieżki nocycepcji, które wykorzystują NMDA jako neuroprzekaźnik. Ośrodkowe uczulenie i zmiana plastyczności mózgu, które występuje, mogą być potencjalnie odwrócone przy użyciu antagonisty receptora NMDA, który może być podawany miejscowo lub dożylnie (52). Środki, które mają klinicznie istotne właściwości blokujące NMDA obejmują ketaminę, amantadynę, memantynę, dekstrometomorfan i metadon. Jednak efekty uboczne, w tym uczucie głodu, nudności, wymioty, bóle głowy i efekty psychomimetyczne, są bardzo rozpowszechnione. Użyteczność tych środków została ograniczona przez ich znaczący profil skutków ubocznych (53). Ketamina jest silnym antagonistą NMDA, stosowanym dożylnie w leczeniu CRPS i innych stanów bólu neuropatycznego. Dekstrometorfan, memantina i amantadyna są słabszymi blokerami receptorów NMDA, w związku z czym uważa się, że mają również mniej skutków ubocznych dla ośrodkowego układu nerwowego. Nie ma opublikowanych badań na temat dextromethorfanu, amantadyny i memantyny u pacjentów CRPS.

Ponadto, osteopenia w obszarach podchrzęstnych i podkorowych dotkniętej kończyny jest charakterystycznym objawem CRPS. Mechanizmy osteopenii (utraty kości) rozwijające się nawet we wczesnej fazie nie są dobrze poznane. W poprzednich badaniach wykazano, że zwiększona resorpcja kości nie jest związana ze zwiększoną aktywnością osteoklastyczną, szczególnie we wczesnej fazie choroby. Osteopenia jest związana z chemicznym rozpuszczaniem kryształów hydroksyapatytu, wynikającym z niedotlenienia tkanek, zwiększonej glikolizy beztlenowej i niskiego lokalnego pH. W rzeczywistości wydaje się, że zakwaszenie środowiska pozakomórkowego wywołane aktywacją osteoklastów może aktywować receptory nocyceptywne kwaso-czulające i uwalniać prozapalne cytokiny. Głównym mechanizmem działania bisfosfonianów (BPs) jest hamowanie aktywności osteoklastów, a w konsekwencji resorpcja kości. Wtórne działanie tych cząsteczek może być zakłóceniem dróg zapalnych i nocyceptywnych w CRPS. BP są skuteczne w CRPS dzięki różnym mechanizmom, takim jak zapobieganie rozpuszczaniu kryształów hydroksyapatytu, redukcja kwasu mlekowego przez różne typy komórek, hamowanie proliferacji makrofagów i monocytów, aktywacja i żywotność, redukcja NGF (odpowiedzialnego za neurogenne zapalenie) i innej produkcji cytokin oraz zapobieganie apoptozie osteoblastów i osteoklastów. Chociaż inne leki stosowane w leczeniu CRPS wykazują słabe i częściowe efekty w krótkim okresie czasu, bifosfoniany są bardziej skuteczne w długim okresie czasu na zmniejszenie bólu i powrót do zdrowia. Wyniki kilku badań klinicznych wskazują na potencjalne korzystne działanie BP w CRPS typu 1. W pięciu randomizowanych badaniach kontrolowanych, doustnym i dożylnym alendronianem (7,5 mg i.v. dziennie przez 3 dni, 40 mg i.v. dziennie przez 8 tygodni) oraz dożylnym clodronate (300 mg i.v. dziennie przez 10 dni), pamidronate (60 mg i.v. jednorazowo) i neridronate (100 mg i.v. co trzeci dzień 4 razy) wykazano skuteczność w zmniejszaniu bólu i poprawie funkcji fizycznych u pacjentów z CRPS typu 1, przy dobrym profilu bezpieczeństwa i tolerancji. Chociaż badania te mają szereg ograniczeń, w tym w odniesieniu do małych zapisanych próbek, istnieją wystarczające dowody na poparcie stosowania BP jako czynników z wyboru w zarządzaniu CRPS typu 1 (54).

Zalecenia dotyczące leczenia zawarte w wytycznych obejmują interwencje farmakologiczne mające na celu przede wszystkim zmniejszenie bólu w połączeniu z terapią fizyczną i/lub zawodową. Terapia fizyczna i zawodowa jest kluczowym elementem procesu rehabilitacji u pacjentów z CRPS i zalecana jako leczenie pierwszego rzutu. Pacjenci mogą rozwijać kineofobię, a celem terapii jest przezwyciężenie tego strachu przed bólem i umożliwienie pacjentowi jak najlepszego wykorzystania funkcjonalnego kończyny. Program ten jest dopasowany do każdego z osobna i może obejmować wiele sposobów. Należą do nich uniesienie, masaż, kąpiele kontrastowe (zanurzenie w zimnej i ciepłej wodzie), hydromasaż, przezskórna elektryczna stymulacja nerwów (TENS), łagodny zakres ruchów, izometryczne ćwiczenia wzmacniające i obciążające stres dotkniętej kończyny wraz z zapewnieniem odpowiedniej analgezji. W randomizowanym badaniu kontrolowanym wykazano, że fizjoterapia stosowana poza leczeniem ma istotny klinicznie wpływ na nasilenie zaburzeń czynnościowych (55,56). Fizjoterapia przyczynia się przede wszystkim do szybszej redukcji bólu, nieprawidłowej temperatury skóry, zmniejszonej mobilności i obrzęków. Ze względu na szybką poprawę zaburzeń zaleca się rozpoczęcie fizjoterapii we wczesnym stadium lub wkrótce po postawieniu diagnozy, co może być korzystne dla przewlekłego CRPS typu 1 (57). Terapia zajęciowa zachęca do korzystania z dotkniętej kończyny w codziennym życiu. Stosowanie specjalistycznej odzieży lub opakowań może zmniejszyć obrzęk i przeciążenie sensoryczne dotkniętej kończyny. Terapia lustrem ma na celu stworzenie iluzji normalności w dotkniętej kończynie. Wykazano, że zmniejsza on ból neuropatyczny i poprawia dwupunktowe odczucia w dotkniętej kończynie (58).

Przewlekły ból wpływa na jakość życia związaną ze zdrowiem i stanowi ogromne obciążenie emocjonalne i psychologiczne dla pacjentów. Psychologiczne następstwa, w tym duża depresja, uogólnione zaburzenia lękowe, zaburzenia stresu pourazowego, strach przed ruchem i strach przed krzywdą/urazem, są powszechne ze względu na ciągły ból, straty fizyczne, emocjonalne i społeczne. Ważne jest, aby oceniać i leczyć pacjentów pod kątem współistniejących z nimi zaburzeń. Edukacja pacjentów w zakresie patofizjologii, negatywnych skutków nieużywania i przyczyn wznowienia funkcji oraz współdziałania czynników psychologicznych i behawioralnych jest ważna jak w przypadku każdego stanu bólu przewlekłego. Jeśli pacjent nie poczyni postępów (faza ostra) lub gdy stan stanie się przewlekły, należy zaproponować mu formalną ocenę psychologiczną. Następnie można rozważyć konkretne terapie i dostosować je do potrzeb pacjenta w ramach podejścia "cała osoba". Obejmują one uczenie się, świadomość i techniki relaksacyjne, przyjmowanie strategii aktywnego, a nie pasywnego radzenia sobie, terapię poznawczo-behawioralną, biofeedback oraz terapię akceptacji i zaangażowania w celu ułatwienia rehabilitacji, zmniejszenia intensywności bólu i zapewnienia pacjentom większej kontroli (59).

Gdy zawodzą terapie zachowawcze, próbuje się zastosować metody leczenia inwazyjnego. Interwencje, które przerywają działanie układu współczulnego lub receptorów adrenergicznych, takie jak blokada współczulna, dożylne znieczulenie miejscowe (IVRA) i somatyczna blokada nerwu, były zalecane jako leczenie CRPS z bólem utrzymywanym współczulnie. Wbrew powszechnej opinii, niewiele jest informacji opartych na dowodach dotyczących właściwego czasu, liczby, konieczności lub stosowności blokad nerwowych w diagnostyce i leczeniu CRPS. Bloki nerwowe są zalecane przede wszystkim w celu zmniejszenia bólu oraz ułatwienia fizjoterapii i rehabilitacji funkcjonalnej (60). Badanie IVRA zostało przeprowadzone z pewną skutecznością w przypadku stosowania bretylu (dwa dożylne podania bretylu w dawce 1,5 mg/kg z lidokainą) i ketanseryny (10 mg dla górnych i 20 mg dla dolnych kończyn) (61). IVRA z guanetydyną są nieskutecznymi środkami przeciwbólowymi w porównaniu z placebo i nie wymagają leczenia (62).

Bloki współczulne (blok szyjno-górny dla kończyny górnej i lędźwiowy dla kończyny dolnej) pod kontrolą fluoroskopową są powszechnie wskazane do leczenia CRPS, szczególnie u pacjentów z przeważającymi objawami współczulnymi. Zmniejszenie bólu i upośledzenia funkcjonalnego po pojedynczym bloku uważane są za pozytywną reakcję i mogą sugerować potencjalne korzyści z rozszerzonej serii bloków, zwłaszcza jeśli są one związane z terapią fizyczną i zawodową. Dlatego też blok farmakologiczny musi być selektywny, oszczędny w funkcji sensorycznej i motorycznej kończyny. Wzrost temperatury skóry, obrzęk żył powierzchownych i zespół Hornera w bloku szyjno-górkowym to kolejne oznaki udanego bloku współczulnego (27).

Sympathektomia może być wykonana jako przedłużenie czasowej blokady współczulnej u pacjentów, którzy mają dobrą, ale przemijającą ulgę w postaci blokady współczulnej. Polega to na rozcięciu łańcuchów współczulnych lub zwoju gwiaździstego za pomocą środków chemicznych, częstotliwości radiowych lub otwartych technik chirurgicznych w celu przedłużenia znieczulenia. Chemiczna sympatektomia jest przeprowadzana za pomocą zastrzyków alkoholowych lub fenolowych w celu zniszczenia łańcucha współczulnego. Sympatektomia chirurgiczna może być wykonywana metodą otwartą lub częściej techniką minimalnie inwazyjną z zastosowaniem termoablacji. Powikłania sympathektomii są powszechne, takie jak nerwoból po sympatektomii, anhydroza i zespół Hornera. Biorąc pod uwagę trwały charakter tego podejścia, sympatektomia jest zazwyczaj rozważana tylko u pacjentów, u których zawiodły alternatywne metody leczenia (42). W aktualnej literaturze dotyczącej bloków współczulnych i technik sympatektomii brak jest dowodów potwierdzających skuteczność, a także praktycznych wytycznych dotyczących doboru leków. Lekarze klinicyści powinni zatem dokładnie rozważyć równowagę między potencjalnym ryzykiem a korzyściami wynikającymi z tych technik przed przystąpieniem do leczenia (27).

Jeśli pacjent nie osiąga postępów w rehabilitacji lub ma niewystarczające lub częściowe złagodzenie bólu, należy zastosować bardziej inwazyjne procedury. Tunelizowane cewniki zewnątrzoponowe mogą być stosowane w celu zapewnienia długotrwałej blokady somatycznej lub współczulnej, jeśli u pacjenta wystąpiła częściowa odpowiedź na blokadę nerwów współczulnych. Epiduralna klonidyna i ketamina były zgłaszane jako korzystne u pacjentów z CRPS (63,64).

Neuromodulacja może również odgrywać rolę w leczeniu CRPS, szczególnie u pacjentów, którzy nie reagują na blokadę współczulną. Stymulacja sznurka tylnego opiera się na teorii sterowania bramką, zgodnie z którą nieszkodliwe bodźce, takie jak parestezja, przechodzą przez długie, szybko przewodzące włókna, hamując impulsy z włókien o małej średnicy (jak włókna bólu). Stymulacja rdzenia kręgowego może poprawić nienocyceptywny ból zwiększając aktywność GABAergiczną w kręgosłupie, zmniejszając tym samym obwodowe pobudzenie sensoryczne i zwiększając obwodowe rozszerzenie naczyń krwionośnych. Polega ona na modulacji centralnych dróg bólu poprzez dostarczenie prądu elektrycznego lub aplikacji chemicznej do centralnej osi nerwowej. Techniki neuroromodulacji obejmują stymulację rdzenia kręgowego i nerwów obwodowych, TENS oraz iniekcję wewnątrzmaciczną baklofenu, klonidyny lub opioidów. Techniki te są inwazyjne i powinny być zarezerwowane dla pacjentów, u których inne środki zawiodły. Stymulacje nerwowe zostały uznane za późne w leczeniu CRPS, zarówno stymulacji rdzenia kręgowego (SCS) dla CRPS typu 1 i stymulacji nerwów obwodowych (PNS) dla CRPS typu 2 (65).

SCS polega na stymulacji kolumn grzbietowych rdzenia kręgowego za pomocą elektrod umieszczonych w przestrzeni zewnątrzoponowej. Mechanizm działania nie jest jasny, prawdopodobnie polega na zmianie miejscowej neurochemii w rogu grzbietowym, tłumiącej nadpobudliwość neuronów. W przypadku stosowania we wczesnych etapach CRPS, SCS może znacząco zwiększyć funkcjonalność kończyn i złagodzić ból, ale jego stosowanie pozostaje kontrowersyjne i powinno być zarezerwowane dla starannie dobranych pacjentów. Klinicznie wykrywalne cele SCS w CRPS obejmują zmniejszenie percepcji bólu i dysfunkcji mięśni oraz poprawę przepływu krwi (66). Pacjenci powinni zostać poddani stymulacji testowej za pomocą urządzenia tymczasowego, aby ocenić reakcję i potwierdzić potencjalne korzyści płynące z zastosowania stałego implantu. Elektrody umieszcza się w dolnym obszarze szyjki macicy w przypadku zajęcia górnych kończyn, a w dolnym obszarze klatki piersiowej w przypadku upośledzenia czynności kończyn dolnych, dostosowując ich ostateczne położenie na podstawie skierowania pacjentów z parestezją w zaatakowanym obszarze. Powikłania tej techniki sięgają od infekcji i krwawienia do uszkodzenia rdzenia kręgowego lub nerwów, a także może dojść do migracji implantów, nieprawidłowego ułożenia lub złamania oraz awarii generatora impulsu (67).

Dodatkowo postuluje się, że zmiany patofizjologiczne w zwoju korzenia grzbietowego mogą być czynnikiem przyczyniającym się do rozwoju CRPS, a zatem jego stymulacja może mieć pewne korzyści terapeutyczne. Ta alternatywa terapeutyczna polega na umieszczeniu elektrod stymulacyjnych na poziomie otworu międzykręgowego, tj. przylegającego do zwoju korzenia grzbietowego (68).

Amputacja jest czasami wykonywana w celu poprawy jakości życia pacjentów CRPS typu 1 z ciężkimi powikłaniami, takimi jak zagrażająca sepsa, gangrena, infekcja, wrzody lub ciężkie zaburzenia czynnościowe. Chociaż większość pacjentów zgłasza zmniejszenie bólu wraz z poprawą ruchomości i snu po amputacji dotkniętej kończyny, wielu z nich cierpi na ból fantomowy i nawrót w pozostałej części kończyny (69).

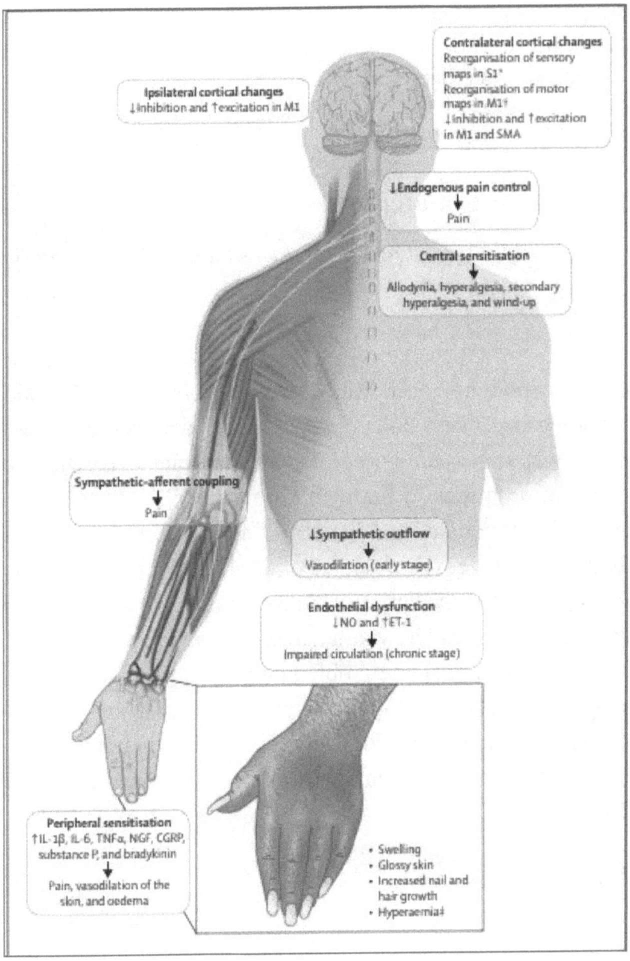

Rysunek: Cechy kliniczne i proponowane mechanizmy patofizjologiczne CRPS

Chociaż wszystkie te patofizjologiczne mechanizmy zostały zidentyfikowane w CRPS, mogą one występować niezależnie od siebie. Brak takich stałych relacji wyjaśnia kliniczną niejednorodność, która często występuje w tym stanie. CRPS=zespolony regionalny zespół bólowy. M1=prymitywna kora silnika. S1=prymaryjna kora somatosensoryczna. SMA= dodatkowa kora silnika. IL=interleukin. TNF = czynnik martwicy nowotworowej. NGF=nowy czynnik wzrostu. CGRP= peptyd związany z genem kalcytoniny. SP=substancja P. NO=tlenek azotu. ET=endothelin. *Reorganizacja kontralateralnego S1 jest związana ze spontanicznym bólem CRPS i mechaniczną hiperalgezją. Ta reorganizacja może również wyjaśniać zmienione doznania (np.

zaburzenia percepcji i referowane doznania). †Reorganizacja kontralateralnego M1 jest związana z dysfunkcją motoryczną (tj. stukaniem). Jednak zmiany te mogą być raczej wtórne w stosunku do objawów niż ich przyczyną. Zmniejszenie odpływu współczucia może być również odpowiedzialne.

Przykładowe przypadki w mojej praktyce

W tym dziale postaram się przedstawić pacjentów z CRPS i ich zabiegi w mojej praktyce.

Sprawa 1

38-letnia kobieta, gospodyni domowa, zgłosiła się do oddziału ambulatoryjnego z dolegliwościami bólu, obrzęku, upośledzenia ruchowego i funkcjonalnego w lewej kończynie górnej. Pacjentka miała w wywiadzie uraz złamania w lewym promieniu dystalnym po obsunięciu się na lodzie. Przez sześć tygodni była poddawana kastracji, a pod koniec jednego tygodnia pojawiły się bóle lewej ręki i nadgarstka. Miała jedną przewlekłą chorobę, taką jak migrena. Przy badaniu fizykalnym miała obrzęk na lewej ręce, ograniczenie zgięcia nadgarstka i wydłużenie, co również powodowało silną reakcję bólową. Nie była w stanie zrobić kompletnej pięści na prawo. Allodynia i hiperalgezja zostały wykryte na lewym górnym końcu przy prawidłowym odczuciu i badaniu neurologicznym inaczej. Gdy ból pacjenta oceniano za pomocą wizualnej skali analogowej (VAS), stwierdzono, że było go dziewięć (9/10).

Rysunek 1. Obrzęk lewej ręki (przed zabiegiem)

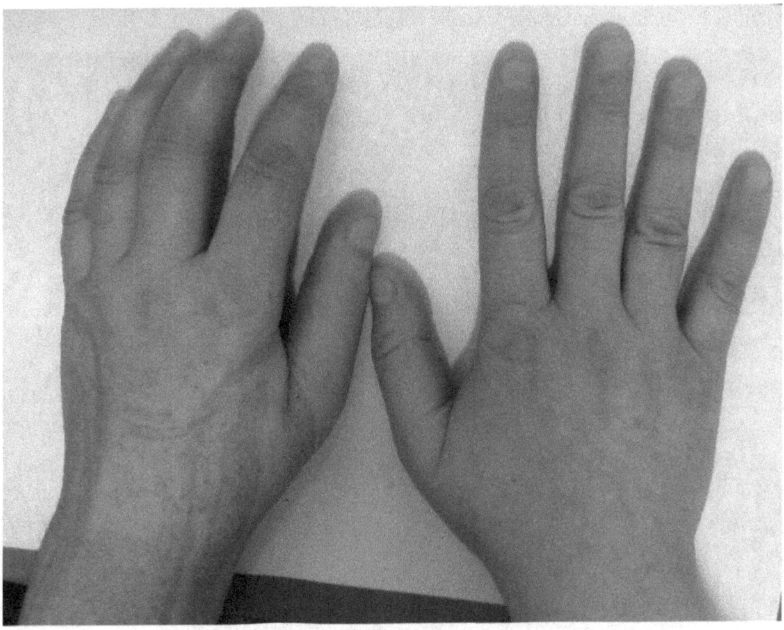

Całkowite morfologia krwi, tempo sedymentacji erytrocytów (ESR), białko C-reaktywne (CRP), testy czynnościowe nerek i wątroby były w normie. Zdjęcia rentgenowskie wykazały, że złamanie dobrze się zagoiło. W lewej ręce stwierdzono rozległą osteopenię w porównaniu z prawą na wykresie bezpośrednim. W trójfazowym badaniu kostnym zwiększono pobór w okolicy lewego nadgarstka. Densytometria mineralna kości (BMD) wykazała, że wartość T wynosiła -0,1 w szyjce kości udowej, a średnia wartość T pomiędzy pierwszym i czwartym kręgiem lędźwiowym wynosiła -0,3.

Rysunek 2. Obrazowanie rentgenowskie w sprawie 1

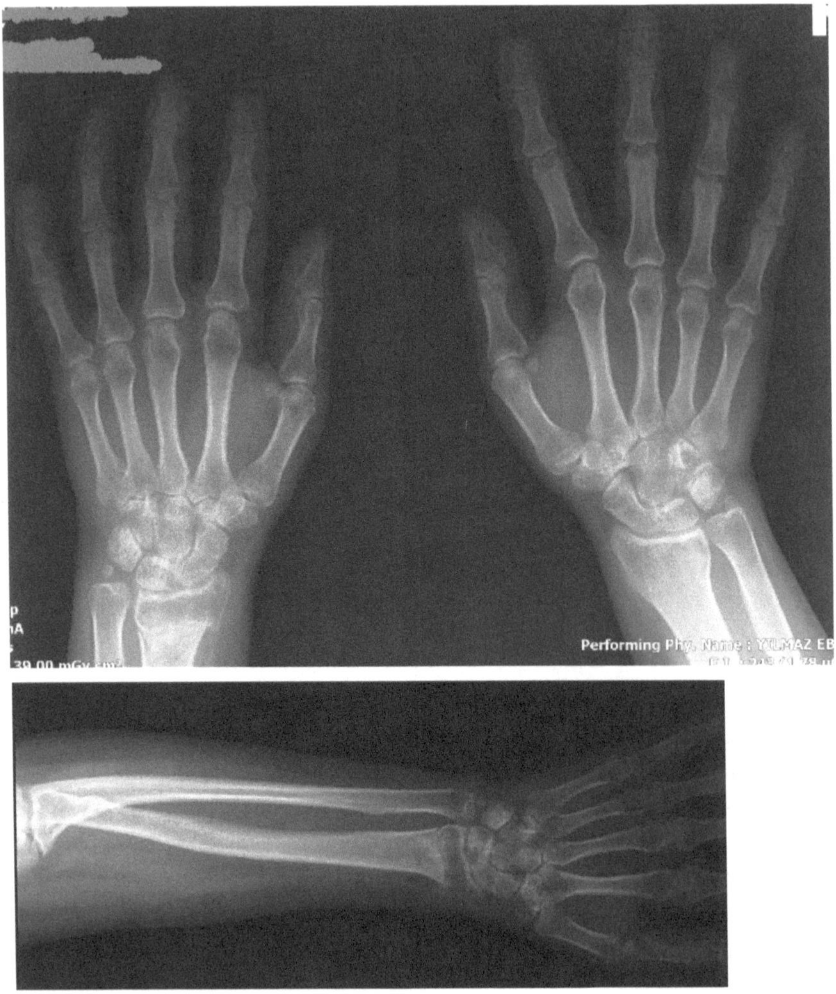

Pacjentka została zdiagnozowana jako CRPS typu 1, a połączenie leczenia farmakologicznego i fizykoterapii zostało zaplanowane w celu leczenia silnego bólu i ograniczenia ROM. Poddano ją leczeniu, w tym doustnemu kortykosteroidowi, takiemu jak metyloprednizolon (20 mg dziennie zwężano 4 mg co 4 dni do zera przez 20 dni), pregabalina (75 mg dwa razy dziennie przez 6 miesięcy), wapń i witamina D3 (1200 mg i 880 j.m./dobę przez 6 miesięcy). Zastosowano program fizykoterapii i rehabilitacji, obejmujący m.in. coldpack, whirlpool i przezskórną elektryczną stymulację nerwów (TENS) oraz zakres ruchu nadgarstków (ROM), ćwiczenia rozciągające i wzmacniające przez trzy tygodnie. Szybka poprawa nastąpiła w ciągu następnych trzech tygodni i była kontynuowana po zakończeniu terapii. W czasie 1-miesięcznej obserwacji ból pacjentki ustąpił (VAS:0), obrzęk zniknął, a funkcja ręki ustabilizowała się. Nie wystąpiło żadne działanie niepożądane związane z lekami. Dodatkowe leczenie nie było planowane, ponieważ dolegliwości pacjenta w dużej mierze zniknęły. W ramach działań następczych nie stwierdzono żadnych dodatkowych skarg.

Rysunek 3. Po zabiegu

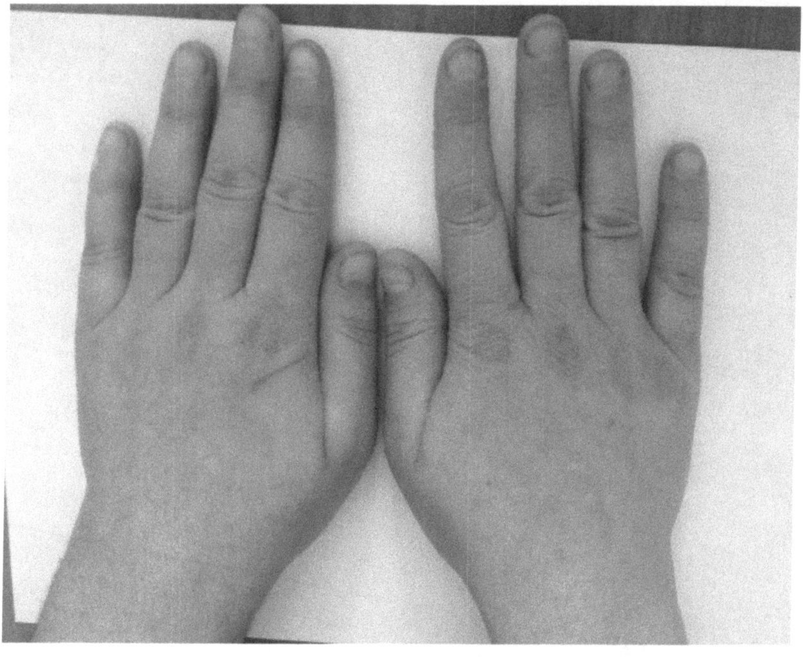

Sprawa 2

61-letnia kobieta, gospodyni domowa, zgłosiła się do oddziału ambulatoryjnego z dolegliwościami bólu, obrzęku, upośledzenia ruchowego i funkcjonalnego w prawej kończynie górnej. Pacjentka miała w wywiadzie uraz złamania w prawym promieniu dystalnym po upadku związanym z hipotensją. Została rzucona na miesiąc i pod koniec miesiąca rozwinął się u niej ból prawej ręki i nadgarstka. Nie miała historii chorób przewlekłych ani metabolicznych. Przy badaniu fizykalnym miała obrzęk na prawej ręce, ograniczenie zgięcia i wydłużenia nadgarstka, co również powodowało silną reakcję bólową. Nie była w stanie zrobić kompletnej pięści na prawo. Allodynia i hiperalgezja zostały wykryte na prawym górnym końcu przy prawidłowym odczuciu i badaniu neurologicznym inaczej. Gdy ból pacjenta oceniano za pomocą wizualnej skali analogowej (VAS), stwierdzono, że wynosił on dziesięć (10/10).

Rysunek 4. Puchnięcie prawej ręki

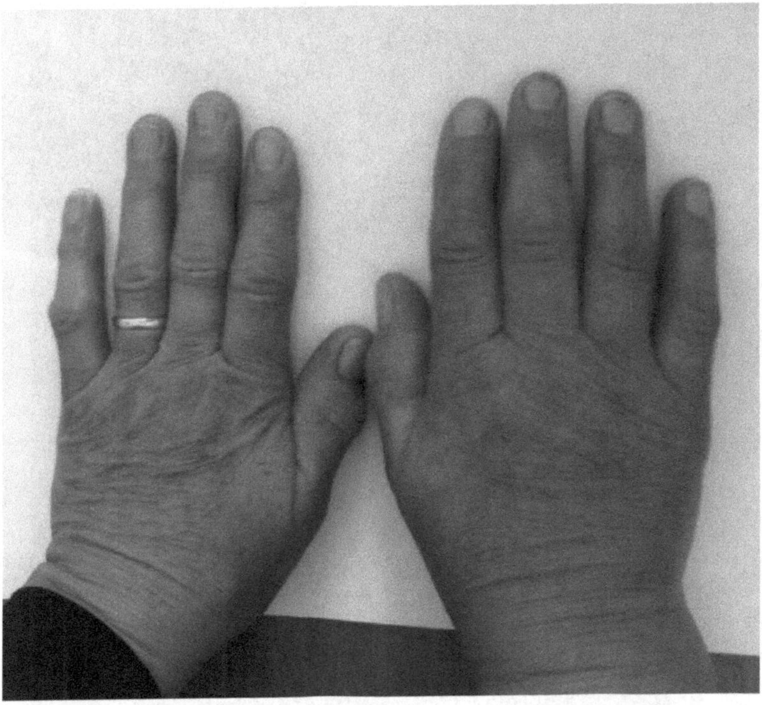

Całkowite morfologia krwi, tempo sedymentacji erytrocytów (ESR), białko C-reaktywne (CRP), testy czynnościowe nerek i wątroby były w normie. Zdjęcia rentgenowskie wykazały, że złamanie dobrze się zagoiło. W prawej ręce stwierdzono rozległą osteopenię w porównaniu z lewą na wykresie bezpośrednim. W trójfazowym skanowaniu kości zwiększono pobór w prawym obszarze nadgarstka. Densytometria mineralna kości (BMD) wykazała, że wartość T wynosiła -2,1 w szyjce kości udowej, a średnia wartość T pomiędzy pierwszym i czwartym kręgiem lędźwiowym wynosiła -2,7.

Rysunek 5. Obrazowanie rentgenowskie w sprawie 2

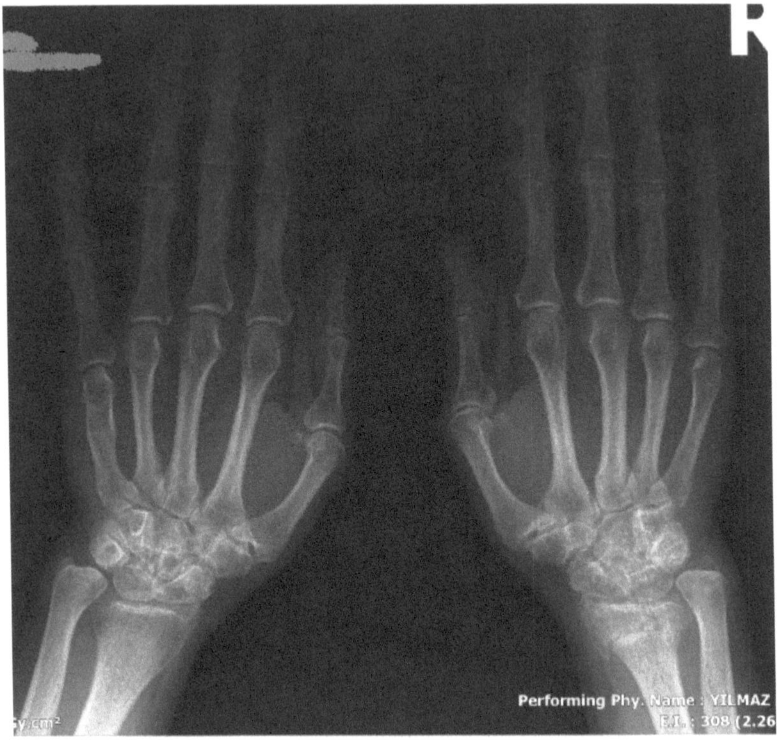

Pacjentka została zdiagnozowana jako CRPS typu 1, a połączenie leczenia farmakologicznego i fizykoterapii zostało zaplanowane w celu leczenia silnego bólu i ograniczenia ROM. Poddano ją leczeniu, w tym doustnemu kortykosteroidowi, takiemu jak metyloprednizolon (20 mg dziennie zwężone 4 mg co 4 dni do zera przez 20 dni), pregabalina (75 mg/dwa razy dziennie przez 6 miesięcy), bisfosfonian, taki jak alendronian sodu (70 mg/tydzień przez 1 rok), wapń i witamina D3 (1200 mg i 880 j.m./dobę przez 1 rok). Zastosowano program fizykoterapii i rehabilitacji, obejmujący m.in. coldpack, whirlpool i przezskórną elektryczną stymulację nerwów (TENS) oraz zakres ruchu nadgarstków (ROM), ćwiczenia rozciągające i wzmacniające przez trzy tygodnie. Szybka poprawa nastąpiła w ciągu następnych trzech tygodni i była kontynuowana po zakończeniu terapii. W czasie 1-miesięcznej obserwacji ból pacjentki ustąpił (VAS:1), obrzęk znikł, a funkcja ręki ustabilizowała się. Nie wystąpiło żadne działanie niepożądane związane z lekami. Dodatkowe leczenie nie było planowane, ponieważ dolegliwości pacjenta w dużej mierze zniknęły. W ramach działań następczych nie stwierdzono żadnych dodatkowych skarg. BMD uległa wyraźnej poprawie po 1 roku obserwacji (ocena T wynosiła -1,0 w szyjce kości udowej, a średnia ocena T pomiędzy pierwszym i czwartym kręgiem lędźwiowym wynosiła -1,1).

Rysunek 6. Po zabiegu

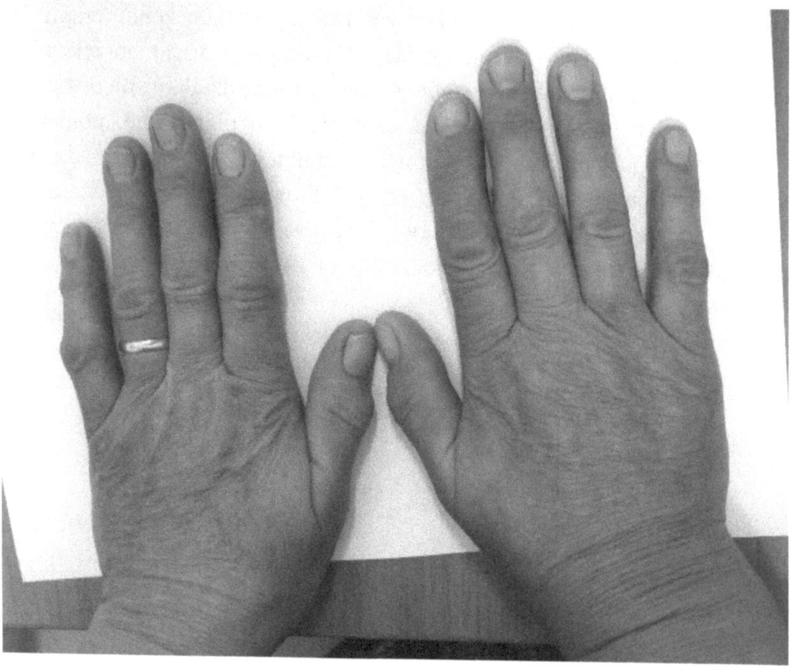

Sprawa 3

51-letnia kobieta, gospodyni domowa, zgłosiła się do oddziału ambulatoryjnego z dolegliwościami bólu, obrzęku, upośledzenia ruchowego i funkcjonalnego w lewej kończynie górnej. Pacjentka miała w wywiadzie uraz złamania w lewym promieniu dystalnym po wypadku samochodowym. Została rzucona na miesiąc i pod koniec miesiąca rozwinął się u niej ból lewej ręki i nadgarstka. Miała pewne przewlekłe choroby, takie jak nadciśnienie tętnicze (przy użyciu inhibitora ACE) i cukrzyca. Przy badaniu fizykalnym miała obrzęk na lewej ręce, ograniczenie zgięcia nadgarstka i wydłużenie, co również powodowało silną reakcję bólową. Nie była w stanie zrobić kompletnej pięści na lewo. Allodynia została wykryta na lewym górnym końcu przy prawidłowym odczuciu i badaniu neurologicznym inaczej. Gdy ból pacjenta oceniano za pomocą wizualnej skali analogowej (VAS), stwierdzono, że wynosił on dziesięć (10/10).

Rysunek 7. Obrzęk lewej ręki (przed zabiegiem)

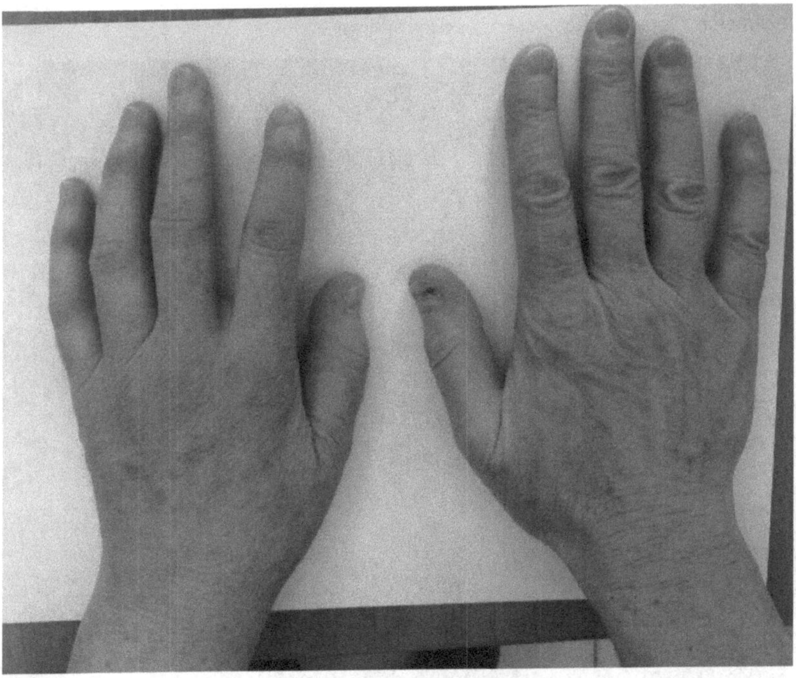

Całkowite morfologia krwi, tempo sedymentacji erytrocytów (ESH), białko C-reaktywne (CRP), badania czynności nerek i wątroby mieściły się w granicach normy. Zdjęcia rentgenowskie wykazały, że złamanie dobrze się zagoiło. W lewej ręce stwierdzono rozległą osteopenię w porównaniu z prawą na wykresie bezpośrednim. W trójfazowym badaniu kostnym zwiększono pobór w okolicy lewego nadgarstka. Densytometria mineralna kości (BMD) wykazała, że wartość T wynosiła -0,9 w szyjce kości udowej, a średnia wartość T pomiędzy pierwszym i czwartym kręgiem lędźwiowym wynosiła -1,1. Pacjentka została zdiagnozowana jako CRPS typu 1, a połączenie leczenia farmakologicznego i fizykoterapii zostało zaplanowane w celu leczenia silnego bólu i ograniczenia ROM.

Rysunek 8. Obrazowanie rentgenowskie w sprawie 3

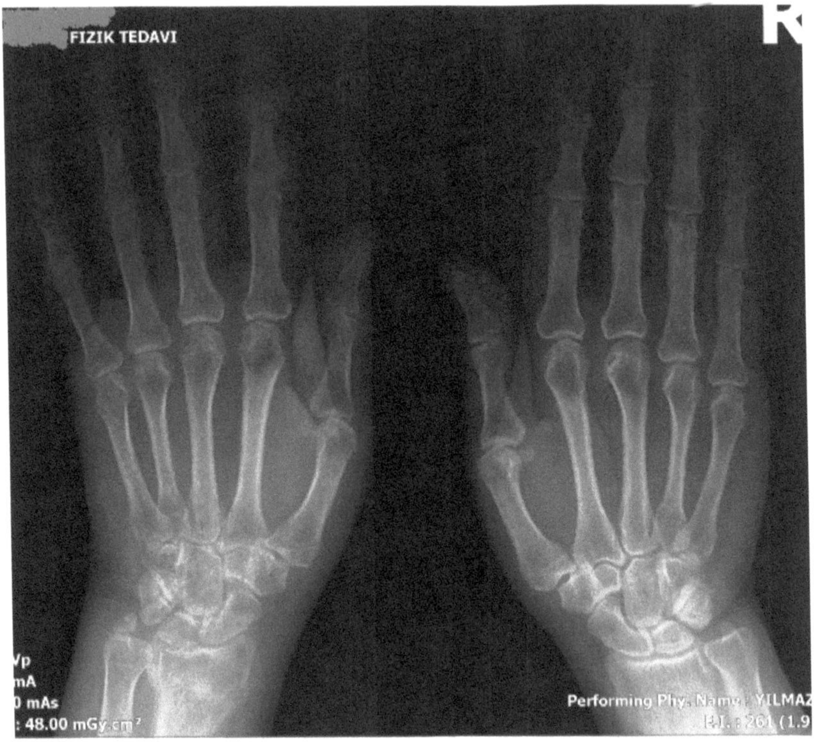

Udzielono jej leczenia, w tym doustnego kortykosteroidu, takiego jak metyloprednizolon (tylko 4 mg doustnie dziennie przez miesiąc z powodu cukrzycy), pregabalina (75 mg/dwukrotnie dziennie przez 6 miesięcy), wapń i witamina D3 (1200 mg i 880 j.m./dobę przez 6 miesięcy). Zastosowano program fizykoterapii i rehabilitacji, obejmujący m.in. coldpack, whirlpool i przezskórną elektryczną stymulację nerwów (TENS) oraz zakres ruchu nadgarstków (ROM), ćwiczenia rozciągające i wzmacniające przez trzy tygodnie. Szybka poprawa nastąpiła w ciągu następnych trzech tygodni i była kontynuowana po zakończeniu terapii. W czasie 1-miesięcznej obserwacji ból pacjentki ustąpił (VAS:1), obrzęk ustąpił, a funkcja ręki ustabilizowała się. Nie wystąpiło żadne działanie niepożądane związane z lekami. Dodatkowe leczenie nie było planowane, ponieważ dolegliwości pacjenta w dużej mierze zniknęły. W ramach działań następczych nie stwierdzono żadnych dodatkowych skarg.

Rysunek 9. Po zabiegu

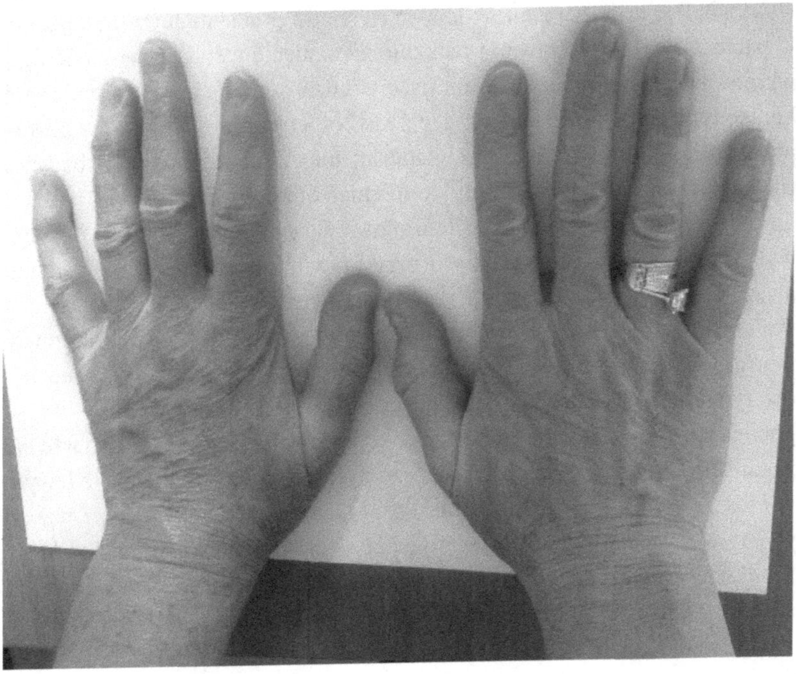

Sprawa 4

59-letni mężczyzna, oficer, zgłoszony do oddziału ambulatoryjnego z dolegliwościami bólowymi, obrzękiem, upośledzeniem ruchu i niepełnosprawnością funkcjonalną lewej kończyny górnej. Pacjentka miała w wywiadzie uraz złamania w lewym ramieniu proksymalnym po upadku. U pacjenta wykonano otwartą redukcję-zamknięcie wewnętrzne z operacją wkrętu. Następnie przez dwa miesiące używał paska naramiennego, a pod koniec tych dwóch miesięcy rozwinął się ból lewego ramienia. Miał pewne przewlekłe choroby, takie jak nadciśnienie i cukrzyca. Przy badaniu fizykalnym miał obrzęk lewego ramienia, ograniczenie zgięcia barku i uprowadzenie, co również wywołało silną reakcję bólową. Allodynia została wykryta na lewym górnym końcu przy prawidłowym odczuciu i badaniu neurologicznym inaczej. Gdy ból pacjenta oceniano za pomocą wizualnej skali analogowej (VAS), stwierdzono, że było go dziesięć (9/10). Całkowite morfologia krwi, tempo sedymentacji erytrocytów (ESH), białko C-reaktywne (CRP), badania czynności nerek i wątroby mieściły się w granicach normy. Zdjęcia rentgenowskie wykazały, że złamanie dobrze się zagoiło. Na wykresie bezpośrednim nie było rozległej osteopenii w lewym ramieniu. W trójfazowym badaniu kości stwierdzono łagodniejszy wzrost wychwytu w okolicy lewego ramienia. Densytometria mineralna kości (BMD) wykazała, że wartość T wynosiła -1,9 w szyjce kości udowej, a średnia wartość T pomiędzy pierwszym i czwartym kręgiem lędźwiowym wynosiła -2,5.

Rysunek 10. Obrazowanie rentgenowskie Przypadku 4 (po lewej: przed zabiegiem; po prawej: 2 miesiące po zabiegu)

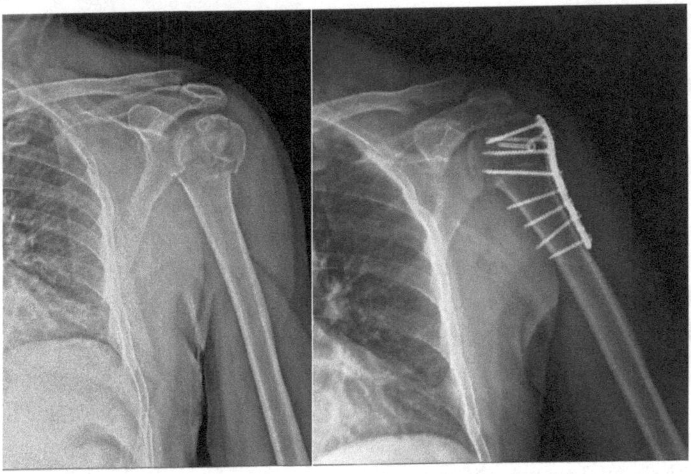

Pacjentka została zdiagnozowana jako CRPS typu 1, a połączenie leczenia farmakologicznego i fizykoterapii zostało zaplanowane w celu leczenia silnego bólu i ograniczenia ROM. Udzielono mu leczenia, w tym doustnych kortykosteroidów, takich jak metyloprednizolon (tylko 4 mg doustnie codziennie przez miesiąc z powodu cukrzycy), pregabalina (75 mg/dwukrotnie dziennie przez 6 miesięcy), bisfosfonian, taki jak alendronian sodu (70 mg/tydzień przez 1 rok), wapń i witamina D3 (1200 mg i 880 j.m./dobę przez 1 rok). Przez trzy tygodnie stosowano program fizykoterapii i rehabilitacji z zastosowaniem coldpack'u, hydromasażu i przezskórnej elektrycznej stymulacji nerwów (TENS) wraz z zakresem ruchów ramion (ROM), ćwiczeniami rozciągającymi i wzmacniającymi. Szybka poprawa nastąpiła w ciągu następnych trzech tygodni i była kontynuowana po zakończeniu terapii. W 1-miesięcznej obserwacji ból pacjentki ustąpił (VAS:1), obrzęk ustąpił, a funkcja barku unormowała się. Nie wystąpiło żadne działanie niepożądane związane z lekami. Dodatkowe leczenie nie było planowane, ponieważ dolegliwości pacjenta w dużej mierze zniknęły. W ramach działań następczych nie stwierdzono żadnych dodatkowych skarg. BMD uległa wyraźnej poprawie po 1 roku obserwacji (ocena T wynosiła -0,9 w szyjce kości udowej, a średnia ocena T pomiędzy pierwszym i czwartym kręgiem lędźwiowym wynosiła -1,0).

Sprawa 5

55-letnia kobieta, gospodyni domowa, zgłosiła się do ambulatorium z dolegliwościami ograniczenia ruchu i silnymi bólami w lewej kostce oraz trudnościami w chodzeniu. Pacjentka miała w historii uraz złamania lewego talia po upadku. U pacjenta wykonano otwartą redukcję-zamknięcie wewnętrzne z operacją wkrętu. Została rzucona na jeden miesiąc. Miesiąc po operacji został skierowany do kliniki fizykoterapii i rehabilitacji z dolegliwościami ograniczenia ruchu, rumieniem i obrzękiem w lewej kostce. Miała jedną przewlekłą chorobę, taką jak astma. W badaniu fizykalnym pacjenta stwierdzono obrzęk, ciepło i ograniczenie zgięcia oraz wydłużenia w lewej kostce. Ponadto wykryto allodynę i hiperalgezję na lewym dolnym końcu. Badanie neurologiczne lewego podudzia wykonano w warunkach nieoptymalnych z powodu bólu. Gdy ból pacjenta oceniano za pomocą wizualnej skali analogowej (VAS), stwierdzono, że wynosił on dziesięć (10/10).

Rysunek 11. Obrzęk lewej stopy (przed zabiegiem)

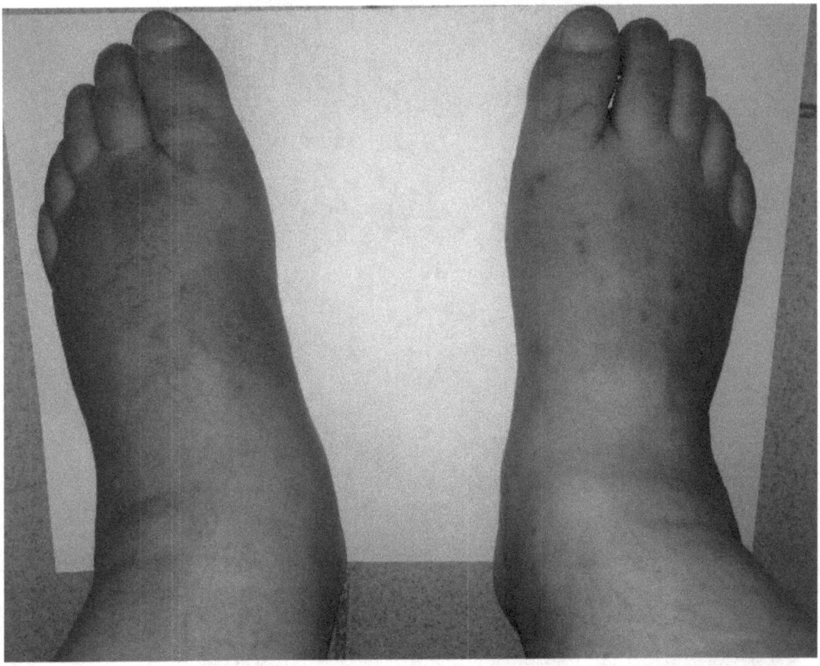

Całkowite morfologia krwi, tempo sedymentacji erytrocytów (ESH), białko C-reaktywne (CRP), badania czynności nerek i wątroby mieściły się w granicach normy. Zdjęcia rentgenowskie wykazały, że złamanie dobrze się zagoiło. Rozległa osteopenia została stwierdzona w lewej stopie w porównaniu z prawą stopą na wykresie bezpośrednim. W trójfazowym badaniu kostnym zwiększono pobór w okolicy lewej kostki. Densytometria mineralna kości (BMD) wykazała, że wartość T wynosiła -1,1 w szyjce kości udowej, a średnia wartość T pomiędzy pierwszym i czwartym kręgiem lędźwiowym wynosiła -1,5.

Rysunek 12. Obrazowanie rentgenowskie w sprawie 5

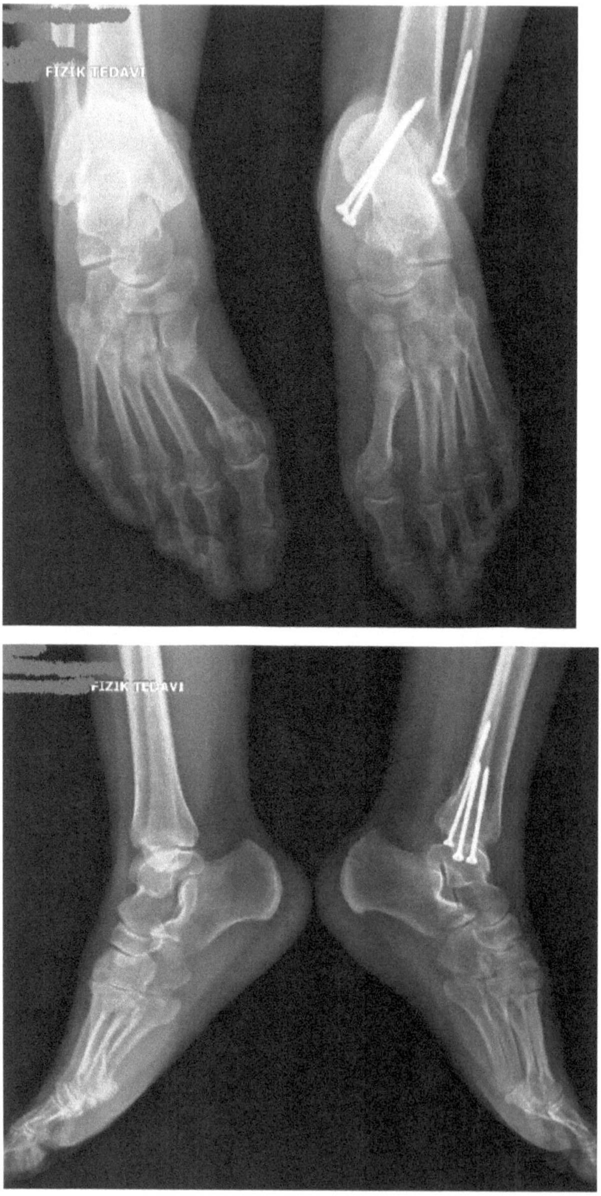

Pacjentka została zdiagnozowana jako CRPS typu 1, a połączenie leczenia farmakologicznego i fizykoterapii zostało zaplanowane w celu leczenia silnego bólu i ograniczenia ROM. Poddano ją leczeniu, w tym doustnemu kortykosteroidowi, takiemu jak metyloprednizolon (20 mg dziennie zwężano 4 mg co 4 dni do zera przez 20 dni), pregabalina (75 mg dwa razy dziennie przez 6 miesięcy), wapń i witamina D3 (1200 mg i 880 j.m./dobę przez 6 miesięcy). Przez trzy tygodnie stosowano program fizykoterapii i rehabilitacji z zastosowaniem coldpack'u, hydromasażu i przezskórnej elektrycznej stymulacji nerwów (TENS) wraz z zakresem ruchu stóp (ROM), ćwiczeniami rozciągającymi i wzmacniającymi. Szybka poprawa nastąpiła w ciągu następnych trzech tygodni i była kontynuowana po zakończeniu terapii. W czasie 1-miesięcznej obserwacji ból pacjentki ustąpił (VAS:1), obrzęk ustąpił, a jej funkcja i chodzenie ustabilizowały się. Nie wystąpiło żadne działanie niepożądane związane z lekami. Dodatkowe leczenie nie było planowane, ponieważ dolegliwości pacjenta w dużej mierze zniknęły. W ramach działań następczych nie stwierdzono żadnych dodatkowych skarg.

Rysunek 13. Po zabiegu

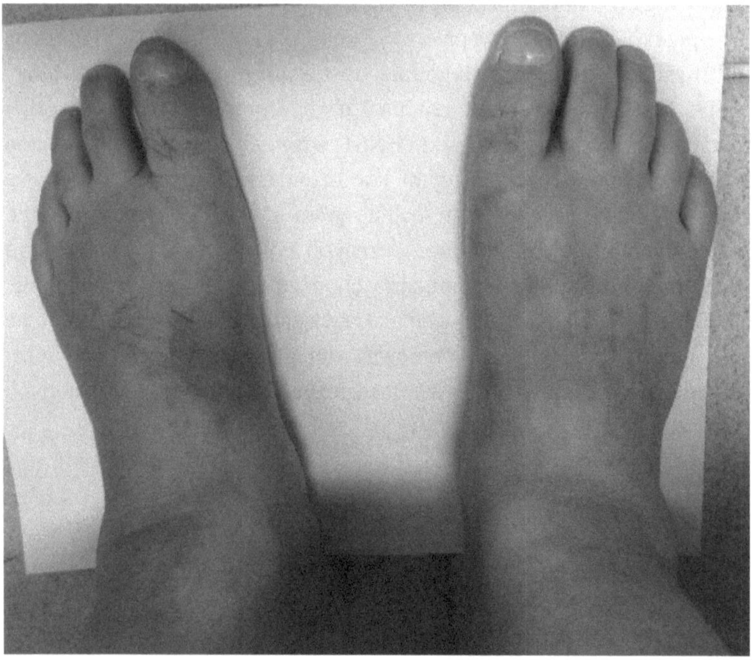

Sprawa 6

28-letni mężczyzna, pracownik, zgłosił się do ambulatorium z dolegliwościami ograniczenia ruchu i silnymi bólami w lewej kostce oraz trudnościami w chodzeniu. Pacjent miał w historii uraz złamania pierwszego palca po upadku ciężkiego przedmiotu na stopę. Został rzucony na jeden miesiąc i pod koniec miesiąca rozwinął się u niego ból lewej stopy. Nie miał historii chorób przewlekłych ani metabolicznych. W badaniu fizykalnym pacjenta stwierdzono obrzęk, ciepło i ograniczenie zgięcia oraz wydłużenia w lewej kostce. Ponadto wykryto allodynę i hiperalgezję na lewym dolnym końcu. Badanie neurologiczne lewego podudzia wykonano w warunkach nieoptymalnych z powodu bólu. Gdy ból pacjenta oceniano za pomocą wizualnej skali analogowej (VAS), stwierdzono, że wynosił on dziesięć (10/10). Całkowite morfologia krwi, tempo sedymentacji erytrocytów (ESH), białko C-reaktywne (CRP), badania czynności nerek i wątroby mieściły się w granicach normy. Zdjęcia rentgenowskie wykazały, że złamanie dobrze się zagoiło. Rozległa osteopenia została stwierdzona w lewej stopie na wykresie bezpośrednim. W trójfazowym badaniu kostnym zwiększono pobór w okolicy lewej stopy. Densytometria mineralna kości (BMD) wykazała, że wynik T wynosił 0,3 w szyjce kości udowej, a średni wynik T między pierwszym i czwartym kręgiem lędźwiowym wynosił 0,5.

Rysunek 14. Obrazowanie rentgenowskie Przypadku 6 (góra: po urazie; dół po lewej: 1 miesiąc po urazie; dół po prawej: 2 miesiące po urazie)

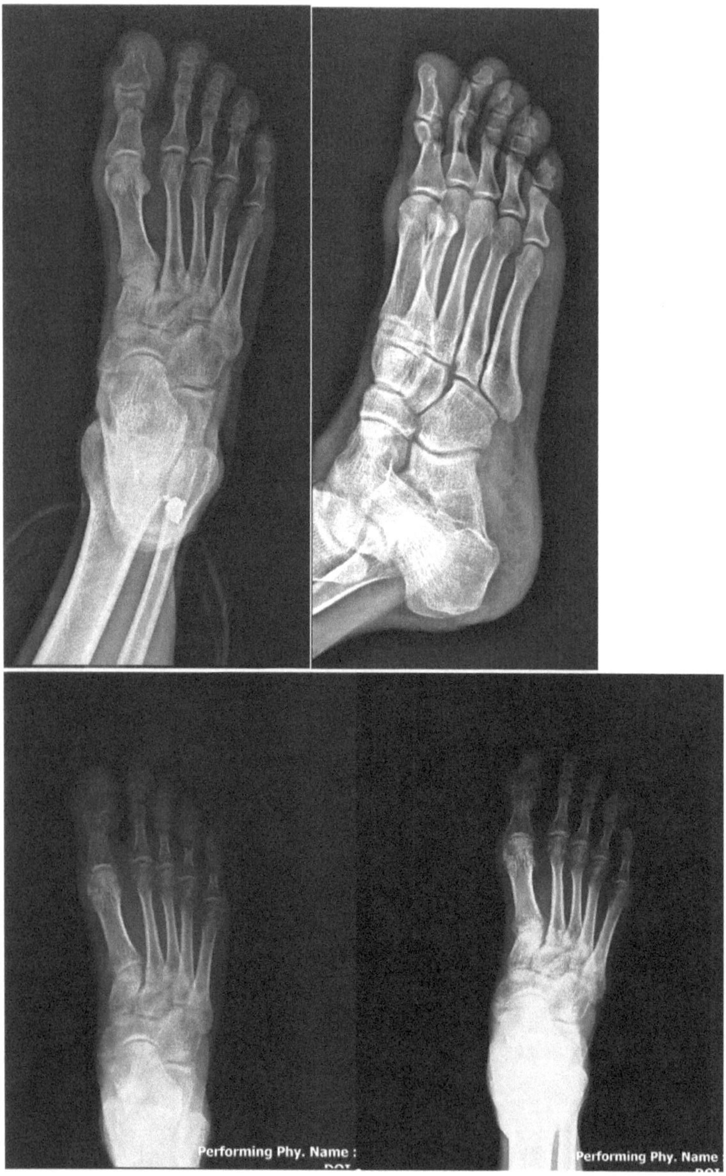

Pacjentka została zdiagnozowana jako CRPS typu 1, a połączenie leczenia farmakologicznego i fizykoterapii zostało zaplanowane w celu leczenia silnego bólu i ograniczenia ROM. Udzielono mu leczenia, w tym doustnych kortykosteroidów, takich jak metyloprednizolon (20 mg dziennie zwężając 4 mg co 4 dni do zera przez 20 dni), pregabalina (75 mg/dwukrotnie dziennie przez 6 miesięcy), wapń i witamina D3 (1200 mg i 880 j.m./dobę przez 6 miesięcy). Przez trzy tygodnie stosowano program fizykoterapii i rehabilitacji z zastosowaniem coldpack'u, hydromasażu i przezskórnej elektrycznej stymulacji nerwów (TENS) wraz z zakresem ruchu stóp (ROM), ćwiczeniami rozciągającymi i wzmacniającymi. Szybka poprawa nastąpiła w ciągu następnych trzech tygodni i była kontynuowana po zakończeniu terapii. W czasie 1-miesięcznej obserwacji ból pacjenta ustąpił (VAS:0), obrzęk znikł, a jego funkcja i chodzenie ustabilizowały się. Nie wystąpiło żadne działanie niepożądane związane z lekami. Dodatkowe leczenie nie było planowane, ponieważ dolegliwości pacjenta w dużej mierze zniknęły. W ramach działań następczych nie stwierdzono żadnych dodatkowych skarg.

Sprawa 7

51-letni mężczyzna, pracownik, zgłoszony do ambulatorium z objawami silnego bólu, obrzęku, upośledzenia ruchu i niepełnosprawności funkcjonalnej lewej kończyny górnej. Pacjentka miała w wywiadzie uraz złamania lewego dystalnego ramienia kości ramiennej po wypadku samochodowym. U pacjenta wykonano otwartą redukcję-zamknięcie wewnętrzne z operacją wkrętu. Następnie został rzucony na miesiąc i pod koniec miesiąca rozwinął się ból lewej ręki i przedramienia. Miał jedną przewlekłą chorobę, taką jak nadciśnienie. Przy badaniu fizykalnym miał obrzęk na lewej ręce i przedramieniu, ograniczenie zgięcia nadgarstka i wydłużenie, co również wywołało silną reakcję bólową. Nie był w stanie zrobić kompletnej pięści na lewo. Allodynia i hiperalgezja zostały wykryte na lewym górnym końcu przy prawidłowym odczuciu i badaniu neurologicznym inaczej. Gdy ból pacjenta oceniano za pomocą wizualnej skali analogowej (VAS), stwierdzono, że wynosił on dziesięć (10/10).

Rysunek 15. Obrzęk lewej kończyny górnej (przed zabiegiem)

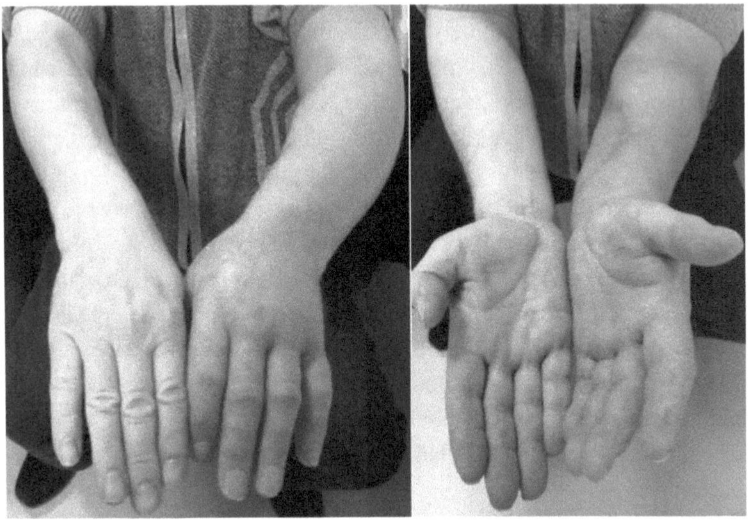

Całkowite morfologia krwi, tempo sedymentacji erytrocytów (ESH), białko C-reaktywne (CRP), badania czynności nerek i wątroby mieściły się w granicach normy. Zdjęcia rentgenowskie wykazały, że złamanie dobrze się zagoiło. W lewej ręce stwierdzono rozległą osteopenię w porównaniu z prawą na wykresie bezpośrednim. W trójfazowym badaniu kostnym zwiększono pobór w okolicy lewego łokcia. Densytometria mineralna kości (BMD) wykazała, że wartość T wynosiła -0,4 w szyjce kości udowej, a średnia wartość T pomiędzy pierwszym i czwartym kręgiem lędźwiowym wynosiła -0,5.

Rysunek 16. Obrazowanie rentgenowskie Przypadku 7 (po lewej: po operacji; po prawej: 1 miesiąc po operacji)

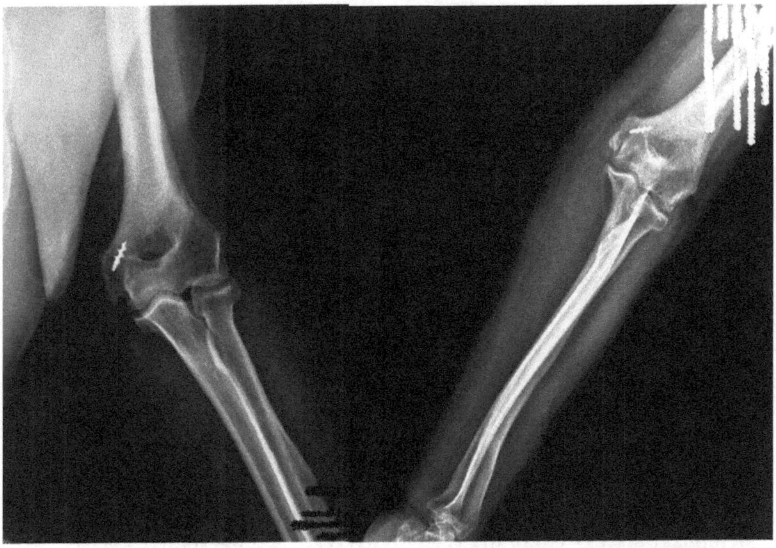

Pacjentka została zdiagnozowana jako CRPS typu 2, a połączenie leczenia farmakologicznego i fizykoterapii zostało zaplanowane w celu leczenia silnego bólu i ograniczenia ROM. Udzielono mu leczenia, w tym doustnych kortykosteroidów, takich jak metyloprednizolon (20 mg dziennie zwężone 4 mg co 4 dni do zera przez 20 dni), pregabalina (75 mg/dwukrotnie dziennie przez 6 miesięcy), wapń i witamina D3 (1200 mg i 880 j.m./dobę przez 6 miesięcy). Zastosowano program fizykoterapii i rehabilitacji, obejmujący m.in. coldpack, whirlpool i przezskórną elektryczną stymulację nerwów (TENS) oraz zakres ruchu nadgarstków (ROM), ćwiczenia rozciągające i wzmacniające przez trzy tygodnie. Umiarkowana poprawa nastąpiła w ciągu następnych trzech tygodni, nie był też w stanie zrobić kompletnej pięści na lewo. Dlatego też wykonano elektromiografię (EMG) z powodu możliwego uszkodzenia nerwów. Wykazał on, że w odcinku proksymalnym nerwu łokciowego (w płaszczyźnie łokciowej) występuje zwyrodnienie aksonalne.

Rysunek 17. Ustalenia EMG w sprawie 7

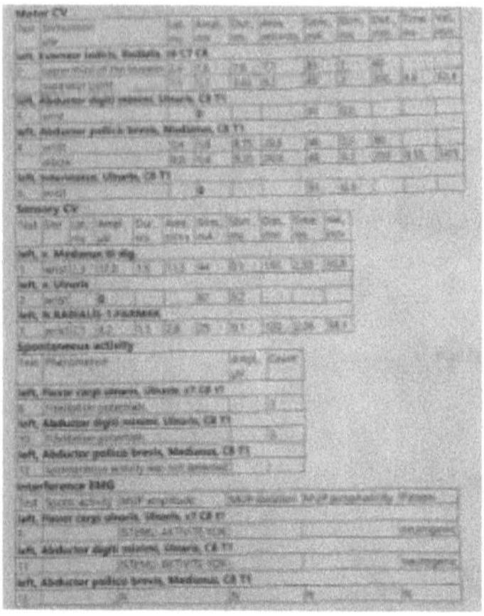
Motor CV
Sensory CV
Spontaneous activity
Interference EMG

Następnie, kompleks witaminy B (B1+B6+B12) w połączeniu z kwasem alfa liponowym (150 mg+100 mg+1 mg plus 600 mg/dobę przez 6 miesięcy) został dodany do leczenia i neuromięśniowa stymulacja elektryczna (NMES) była stosowana do wzmocnienia mięśni przez cztery tygodnie. W 2-miesięcznej obserwacji ból pacjenta ustąpił (VAS:1), obrzęk ustąpił, a jego funkcja prawie się unormowała. Nie wystąpiło żadne działanie niepożądane związane z lekami. Skargi pacjenta w dużej mierze zniknęły. W ramach działań następczych nie stwierdzono żadnych dodatkowych skarg.

Rysunek 18. Po zabiegu

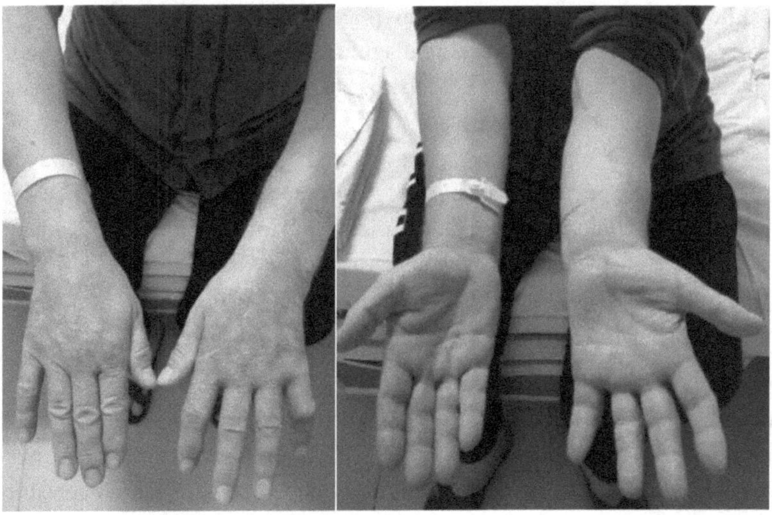

Podsumowanie

Prawdopodobieństwo wystąpienia CRPS u kobiet jest od 2 do 4 razy większe niż u mężczyzn, a większość przypadków CRPS u kobiet występuje po menopauzie. U dorosłych pacjentów CRPS częściej dotyczy kończyny górnej, a złamanie jest najczęstszym początkowym zdarzeniem. (1,5). Najczęstszym wyzwalaczem w częstych przypadkach CRPS jest złamanie promienia dystalnego (jak w przedstawionych powyżej przypadkach). Nie są znane mechanizmy, za pomocą których promieniowe złamania dystalne wyzwalają CPRS. Możliwe przyczyny nie obejmują szczelności odlewów, profilu psychologicznego lub nastroju przed urazem, stresujących zdarzeń życiowych, ciężkości urazu, lokalizacji złamania, trybu i charakterystyki biomechanicznej urazu, czasu do operacji i podejść chirurgicznych, odszkodowań i historii wcześniejszej choroby. Ponadto, obecność kilku poprzednich lub obecnych chorób, w tym osteoporozy, migreny, astmy i obecnego stosowania inhibitorów konwertazy angiotensyny są czynnikami ryzyka dla CRPS. Nadmierny ból wyjściowy (punktacja bólu ≥ 5) w tygodniu po złamaniu promienia dystalnego znacznie zwiększa ryzyko rozwoju CRPS. Pomimo wielu metod leczenia CRPS, ponad połowa wszystkich pacjentów CRPS zgłasza ciągłe lub pogarszające się objawy 5 lat po rozpoznaniu (70). Dlatego wczesna diagnoza i leczenie byłyby korzystne u pacjentów z CRPS, ponieważ choroba tak bardzo wpływa na jakość życia. Główne zasady leczenia u pacjenta z rozwijającym się CRPS to zmniejszenie bólu, usunięcie zastoju naczyniowego, zapobieganie powstawaniu przykurczów i poprawa problemów psychospołecznych w późnym okresie (14). Dowody kliniczne sugerują, że każdy pacjent powinien być leczony wcześnie i agresywnie, aby zapobiec przewlekłości. Leczenie wymaga multidyscyplinarnego podejścia obejmującego połączenie terapii farmakologicznej, fizycznej, zawodowej i psychologicznej (16).

Podsumowując, wspólne cele dla pacjenta CRPS to mniej bólu, zwiększenie funkcjonalności i powrót do pracy zarobkowej i do codziennych czynności życiowych. Chociaż podejście do leczenia piecementowego może być skuteczne, cele te są najlepiej osiągane poprzez staranne stosowanie wybranych leków, technik fizykochemicznych i behawioralnych oraz podejścia do rehabilitacji fizycznej wraz z ograniczonymi procedurami inwazyjnymi. Głównym celem zarządzania CRPS jest przywrócenie wykorzystania dotkniętej kończyny. Podejście w leczeniu CRPS może być mieszanką kilku leków i innych interwencji w zależności od symptomatologii i współistniejących chorób. Posiadanie uzgodnionego planu leczenia może pomóc w zarządzaniu. Powinno to być przejście od leczenia objawowego do leczenia CRPS opartego w większym stopniu na mechanizmach. Oceniając oznaki i objawy u pacjentów CRPS, ważne jest, aby lekarze rozpoznawali podstawowe mechanizmy patofizjologiczne. Lekarze mogą stosować określone terapie w celu ukierunkowania tych mechanizmów.

Wybór leków (szczególnie kortykosteroidowych, przeciwdrgawkowych) powinien opierać się na mechanizmie patofizjologicznym w przypadku CRPS. Dowody naukowe potwierdzają udział procesów zapalnych w CRPS typu 1, w których stwierdzono podwyższony poziom cytokin, podwyższoną aktywność mastocytów, neurogenne reakcje zapalne oraz markery stresu oksydacyjnego. Uważa się, że kortykosteroidy doustne powinny być stosowane w leczeniu CRPS zarówno w celu stłumienia stanu zapalnego, który wydaje się być wydarzeniem początkowym, jak i zmniejszenia zwiększonej aktywności współczulnej wtórnej do stanu zapalnego. Rolę kortykosteroidów w leczeniu CRPS przypisuje się stanowi prozapalnemu i mechanizmom autoimmunologicznym, które zostały zaproponowane w coraz większym piśmiennictwie. Jednak w badaniu in vitro wlew metyloprednizolonu okazał się skuteczny w przypadku ciepła w łapie tylnej, samoistnego wynaczynienia i obrzęku poprzez zahamowanie działania substancji po-sygnałowej P, podczas gdy leczenie metyloprednizolonem nie miało wpływu na allodynę ani na ubytek kości okołostawowej (71). Ponieważ zarówno obwodowe, jak i centralne uczulenie może przyczynić się do powstania niektórych charakterystycznych cech CRPS, w tym spontanicznego bólu, hiperalgezji i alodynii. Z tego powodu, lek przeciwdrgawkowy mógłby być stosowany razem z doustnym kortykosteroidem. Leki przeciwdrgawkowe stabilizują pobudliwe błony nerwowe, zmniejszają nadpobudliwość neuronów i obniżają segmentowe i zstępujące mechanizmy pobudzające. W randomizowanym badaniu kontrolowanym przeprowadzonym przez Van de Vusse'a i wsp. porównano skuteczność gabapentyny i osocza u pacjentów z CRPS typu 1, a we wczesnym okresie zaobserwowano istotne zmniejszenie bólu w grupie gabapentyny i stwierdzono, że efekt ten zniknął w dłuższym okresie czasu, a pacjenci powrócili do wartości wyjściowych (72). Model zwierzęcy wykorzystujący przewlekły ból niedokrwienny u znieczulonych szczurów do symulacji bólu CRPS typu 1 sugerował, że standardowe środki przeciwbólowe są nieskuteczne, podczas gdy pregabalina była skuteczna (73). Dodatkowo, pregabalina jest skuteczna również w przypadku uogólnionych zaburzeń lękowych. Z tego powodu pregabalina może być preferowana do usuwania lepkiego cyklu i progresji z procesu przewlekłego. Uważa się również, że terapia pregabalinowa powinna być stosowana wcześnie ze względu na hiperalgezję i allodynę, które są objawami we wczesnym stadium.

Ponadto charakterystycznym znaleziskiem CRPS jest osteopenia w podchrzęstnych i podkorowych obszarach dotkniętej kończyny, rozwijająca się we wczesnej fazie. Osteopenia jest związana z chemicznym rozpuszczaniem kryształów hydroksyapatytu, wynikającym z niedotlenienia tkanek, zwiększonej glikolizy beztlenowej i niskiego lokalnego pH. W rzeczywistości wydaje się, że zakwaszenie środowiska pozakomórkowego wywołane aktywacją osteoklastów może aktywować receptory nocyceptywne kwaso-czulające i uwalniać prozapalne cytokiny. Bisfosfoniany (BPs) są silnymi inhibitorami aktywności osteoklastycznej, szeroko stosowanymi w leczeniu osteoporozy i innych chorób metabolicznych kości. Ich podstawowym działaniem farmakologicznym jest zmniejszenie obrotu kostnego. Zwiększona aktywność osteoklastyczna nigdy nie została wyraźnie wykazana w CRPS typu 1. Dlatego prawdopodobne jest, że pozytywne skutki BP w tym stanie nie są związane z ich właściwościami antyresorpcyjnymi, ale z bardziej złożoną interakcją między tymi czynnikami farmakologicznymi a mechanizmami patofizjologicznymi leżącymi u podstaw CRPS typu 1. BP są skuteczne w CRPS dzięki różnym mechanizmom, takim jak zapobieganie rozpuszczaniu kryształów hydroksyapatytu, redukcja kwasu mlekowego przez różne typy komórek, hamowanie proliferacji makrofagów i monocytów, aktywacja i żywotność, redukcja NGF (odpowiedzialnego za neurogenne zapalenie) i innej produkcji cytokin oraz zapobieganie apoptozie osteoblastów i osteoklastów. Chociaż istnieją wystarczające dowody na poparcie stosowania BP jako środków z wyboru w leczeniu CRPS typu 1, BP mogą być preferowane jako dodatkowe leczenie u pacjentów, u których wykryto osteoporozę za pośrednictwem BMD.

Hormon witaminy D jest podobny do estrogenów i BP, ponieważ wszystkie one hamują resorpcję kości. W przeciwieństwie jednak do BP, które tłumią sprzężenie resorpcji do tworzenia, aktywna witamina D ma szczególną właściwość stymulowania lub co najmniej utrzymania osteoblastycznego tworzenia kości (74). Aktywna witamina D wywiera swoje działanie poprzez jądrowy receptor witaminy D (VDR). Osteoblasty należą do komórek wyrażających VDR, w ten sposób aktywna witamina D może wpływać na wzrost ludzkich osteoblastów i różnicowanie stymulujące tworzenie i mineralizację kości. Aktywna witamina D hamuje również różnicowanie się w dojrzałe osteoklasty poprzez tłumienie białka c-Fos (będącego produktem szlaku sygnalizacyjnego RANK/RANKL) w makrofagach szpiku kostnego poprzez VDR (75). VDR z wyłączeniem osteoblastów i osteoklastów są dostępne w następujących narządach i tkankach: nerka, lenfosit T, mózg, prostata, trzustka, gonad, tkanki piersi, mięśnie i okrężnica. Wiadomo, że funkcja witaminy D polega nie tylko na utrzymywaniu zdrowych kości poprzez organizowanie homeostazy wapniowej, ale ma również właściwości proapopitotyczne, przeciwzapalne i immunomodulacyjne. Dodatkowo, wapń jest dobrze znany jako niezbędny dla zdrowego rozwoju kości i odgrywa bardzo ważną rolę w przebudowie kości. W procesie osadzania kości, kość jest tworzona przez wiązanie jonów wapnia i fosforanu w celu utworzenia kryształów hyroksyapatytu. Witamina D jest również w stanie zwiększyć wchłanianie wapnia z przewodu pokarmowego do kości. Chociaż witamina D i wapń nie są uwzględnione w wytycznych jako opcja leczenia, oba te rodzaje leczenia mogą być dodane do drugiej terapii w celu poprawy utraty kości okołostawowej u pacjentów z CRPS.

Poza fizjoterapią można rozpocząć przyjmowanie leków. Ból jest prawdopodobnie głównym problemem, który uniemożliwia pacjentowi uczestnictwo w terapii z powodu zmniejszonej tolerancji i motywacji. Po uzyskaniu przez pacjentów zadowalającej kontroli bólu za pomocą leków, można przeprowadzić skuteczną fizjoterapię. Wczesna aktywna fizykoterapia mobilizacyjna w połączeniu z leczeniem musi być podstawową terapią dla CRPS. Ponadto, proaktywne i skuteczne wykonywanie ćwiczeń w początkowym zakresie ruchu (ROM), przed wystąpieniem zaniku kończyn, skurczów czy włóknień, może umożliwić pacjentom uzyskanie poprawy nie tylko w zakresie ROM-u palca i obrzęku, ale także siły chwytu. Zalecenia dotyczące leczenia zawarte w wytycznych obejmują interwencje farmakologiczne mające na celu przede wszystkim zmniejszenie bólu w połączeniu z terapią fizyczną i/lub zawodową (76). W randomizowanym badaniu kontrolowanym wykazano, że fizjoterapia stosowana poza leczeniem ma istotny klinicznie wpływ na nasilenie zaburzeń czynnościowych (77). Fizjoterapia przyczynia się przede wszystkim do szybszej redukcji bólu, nieprawidłowej temperatury skóry, zmniejszonej mobilności i obrzęków. Ze względu na szybką poprawę zaburzeń zaleca się rozpoczęcie fizjoterapii we wczesnym stadium lub wkrótce po postawieniu diagnozy, co może być korzystne dla przewlekłego CRPS typu 1 (78, 79). Wykazano, że rehabilitacja fizyczna i fizjoterapia (w szczególności jacuzzi, przezskórna stymulacja elektryczna (TENS), ćwiczenia) zmniejszają ból i poprawiają funkcjonowanie u pacjentów z CRPS. W randomizowanym badaniu kontrolowanym przeprowadzonym przez Bilgili i wsp. porównano TENS i skuteczność placebo u pacjentów z

CRPS Typu 1 i wykazano, że dodanie TENS do programu fizykoterapii przyczyniło się w znacznym stopniu do poprawy stanu klinicznego w CRPS Typu 1 (80). W badaniu Devrimsela i wsp. porównano kąpiel wirową i TENS w CRPS i wskazano, że zarówno kąpiel wirowa, jak i elektryczna stymulacja nerwowo-mięśniowa są skuteczne w leczeniu złożonych regionalnych zespołów bólowych, ale skuteczność leczenia w kąpieli wirowej była lepsza (81). Odpowiednia terapia skojarzona (terapia medyczna i fizykalna) szybko zmniejsza objawy i oznaki CRPS po urazach górnego lub dolnego odcinka kończyny, zapewnia odpowiednią kontrolę bólu, poprawia zdolności funkcjonalne i jakość życia oraz powrót do codziennej aktywności pacjenta.

Wreszcie, u pacjentów z CRPS typu 1, którzy nie reagują na terapię skojarzoną, należy rozważyć możliwe uszkodzenie nerwów, co powinno być wskazane przez EMG (np. przypadek 7). Następnie należy zorganizować odpowiednie leczenie dla tego stanu.

Do chwili obecnej istnieje wiele wątpliwości co do najbardziej optymalnego sposobu postępowania z tym zaburzeniem, które w wielu przypadkach wydaje się być oporne na leczenie. Ostatnie przeglądy systematyczne pokazują, że nadal nie ma wystarczających dowodów na skuteczność większości terapii. Dowody na leczenie są słabe, ale istnieją dobre doświadczenia z wysoce wyspecjalizowanym leczeniem multidyscyplinarnym (81). Biorąc pod uwagę czynniki przyczyniające się do rozwoju choroby, uważa się, że połączenie istniejących terapii może przynieść lepsze wyniki w celu usunięcia wszelkich podstawowych patologii. Co więcej, wczesne leczenie może prowadzić do rozwiązania zespołu i zapobiegania długotrwałemu bólowi, utracie funkcji i niepełnosprawności.

Referencje

1. Baron R. Kompleksowy regionalny zespół bólowy. W: McMahon SB, Koltzenburg M; eds. Wall and Melzack's Textbook of Pain 5th ed. Chiny, Elsevier Limited, 2006: 1011-1027.

2. Wilsey B, Teicheira D, Caneris OA, Fishman SM. Przegląd współczująco utrzymujących się zespołów bólowych w populacji bólu nowotworowego. Pain Practices. 2001; 1: 307-323.

3. Evans J. Refleksyjna dystrofia współczulna. Surg Gynecol Obstet. 1946; 82: 36-43.

4. De Mos M, Sturkenboom MC, Huygen FJ. Aktualne ustalenia dotyczące złożonego regionalnego zespołu bólowego. Pain Practices. 2009; 9: 86-99.

5. Goebel A. Kompleksowy regionalny zespół bólowy u dorosłych. Reumatologia (Oxford). 2011; 50: 1739-1750.

6. Dincer K. Kompleksowy regionalny zespół bólowy. In Beyazova M, Kutsal YG; Physical Medicine and Rehabilitation 2nd ed. Turkey, Gunes Medicine Bookstores, 2011: 2143-2157.

7. Pons T, Shipton E, Williman J, Mulder RT. Potencjalne czynniki ryzyka wystąpienia złożonego regionalnego zespołu bólowego typu 1: systematyczny przegląd literatury. Anesthesiol Rest Practices. 2015 (2015) ID 956539.

8. Toda K. Czynnik ryzyka dla kompleksowego regionalnego zespołu bólowego. JOJ Ortopedyczny chirurg ortopedyczny. 2018; 2: 555-579.

9. Harden R, Baron R, Janig W. Complex regional pain syndrome 2001; Vol 22, IASP Pres, Seattle.

10. McCabe CS, Blake DR. Zakłopotanie z powodu odczuwania bólu? W kierunku zrozumienia i wyjaśnienia prezentacji klinicznej CRPS typu 1. Reumatologia (Oxford). 2008; 47: 1612-1616.

11. Wasner G, Schattssneider J, Binder A, Baron R. Complex regional pain syndrome-diagnostic mechanisms, CNS involvement and therapy. Spinal Cord. 2003; 41: 61-75.

12. Veldman PH, Reynen HM, Arntz IE, Goris RJ. Objawy i objawy odruchowej dystrofii współczulnej: badanie prospektywne na 829 pacjentach. Lancet (Londyn, Anglia) 1993;342:1012-1016.

13. International Association for the Study of Pain. Klasyfikacja bólu chronicznego. 2. wydanie (poprawione).www.iasppain.org/files/Content/ContentFolders/Publications 2/ClassificationofChronicPain/Part_II-A.pdf

14. Bruehl S, Harden RN, Galer BS, Saltz SL, Bertram M, Backonja MD, Gayles R, Rudin N, Bhugra MK, Stanton-Hicks M. Zewnętrzna walidacja kryteriów diagnostycznych IASP dla złożonego regionalnego zespołu bólowego oraz proponowane badawcze kryteria diagnostyczne. Ból. 1999; 81: 147–154.

15. Harden RN, Bruehl S, Perez RS, et al. Zatwierdzenie proponowanych kryteriów diagnostycznych ("Kryteria Budapeszteńskie") dla Złożonego Regionalnego Zespołu Bólowego. Ból. 2010; 150(2): 268–274.

16. Pontell D. Kliniczne podejście do złożonego regionalnego zespołu bólowego. Clin Podiatr Med Surg. 2008; 25: 361-380.

17. Albazaz R, Wong Y, Homer-Vanniasinkam S. Kompleksowy regionalny zespół bólowy: przegląd. Ann Vasc Surg. 2008; 22: 297-306.

18. Rho RH, Brewer RP, Lamer TJ, Wilson PR. Kompleksowy, regionalny zespół bólowy. Mayo Clin Proc. 2002; 77: 174-180.

19. Li Z, Smith BP, Tuohy C, Smith TL, Andrew Koman L. Kompleksowy regionalny zespół bólowy po operacji ręki. Hand Clin. 2010; 26: 281-289.

20. van Eijs F, Stanton-Hicks M, Van Zundert J et al. Interwencyjna medycyna bólu oparta na dowodach zgodnie z diagnozami klinicznymi. 16. Kompleksowy, regionalny zespół bólowy. Pain Practices. 2011;11: 70–87.

21. Fukushima FB, Bezerra DM, Villas Boas PJF, Valle AP, Vidal EIO. Kompleksowy, regionalny zespół bólowy. BMJ. 2014; 348: g3683.

22. Schwarzer A, Maier C. Kompleksowy, regionalny zespół bólowy. W: Kopf A, Patel N, redaktorzy. Przewodnik po zarządzaniu bólem w warunkach ograniczonych zasobów. Seattle: IASP Press; 2010. s. 249-254.

23. Marinus J, Moseley G, Birklein F, Baron R, Malhöfner C, Kingery W, van Hilten JJ. Cechy kliniczne i patofizjologia złożonego regionalnego zespołu bólowego. Lancet Neurol. 2011; 10: 637-648.

24. Bruehl S. Kompleksowy regionalny zespół bólowy. BMJ. 2015; 351: h2730.

25. Parkitny L, McAuley J, di Pietro F, Stanton T, O'Connell N, Marinus J. Zapalenie w złożonym regionalnym zespole bólowym: przegląd systematyczny i meta-analiza. Neurologia. 2013;80: 106-117.

26. Harden RN, Oaklander AL, Burton AW, Perez RS, Richardson K, Swan M, et al. Kompleksowy regionalny zespół bólowy: praktyczne wytyczne diagnostyczne i lecznicze, wydanie 4. Pain Med. 2013; 14: 180-229.

27. Fischer SG, Zuurmond WW, Birklein F, Loer SA, Perez RS. Leczenie przeciwzapalne złożonego regionalnego zespołu bólowego. Ból. 2010; 151: 251-256.

28. Harden R, Oaklander A, Burtonn A, Perez R, Richardson K, Swan M. Kompleksowy regionalny zespół bólowy: praktyczne wytyczne diagnostyczne i lecznicze, 4. edycja Pain Med. 2013; 14: 180-229.

29. Smith GD, Seckl JR, Sheward WJ, Bennie JG, Carroll SM, Dick H, Harmar AJ. Wpływ adrenalektomii i deksametazonu na zawartość

neuropeptydów w zwojach korzeni grzbietowych w dawce. Brain Res. 1991; 564: 27-30.
30. Atalay NS, Ercidogan O, Akkaya N, Sahin F. Prednisolone w złożonym regionalnym zespole bólowym. Pain Phys. 2014; 17: 179-185.
31. Perez RS, Kwakkel G, Zuurmond WW, de Lange JJ. Leczenie odruchowej dystrofii współczulnej (CRPS typ 1): synteza badawcza 21 randomizowanych badań klinicznych. J. Symptom bólu. 2001 21: 511-526.
32. Meena S, Sharma P, Gangary SK, Chowdhury B. Rola witaminy C w zapobieganiu złożonemu regionalnemu zespołowi bólowemu po dystalnych złamaniach promieniowych: meta-analiza. European Journal of Orthopaedic Surgery & Traumatology. 2015; 25(4): 637–641.
33. Borchers AT, Gershwin ME. Złożony regionalny zespół bólowy: kompleksowy i krytyczny przegląd. Autoimmun Rev. 2014; 13: 242-265.
34. Schürmann M, Gradl G, Zaspel J i inni. Obwodowa funkcja współczulna jako predyktor złożonego regionalnego zespołu bólowego typu I (CRPS I) u pacjentów ze złamaniem promieniowym. Auton Neurosci. 2000; 86: 127-134.
35. Muizelaar JP, Kleyer M, Hertogs IA, DeLange DC. Złożony regionalny zespół bólowy (odruchowa dystrofia współczulna i ból przyczynowo-skutkowy): leczenie za pomocą nifedypiny z blokerami kanałów wapniowych i/lub fenyloxybenzaminy z blokerami alfa-sympatycznymi u 59 pacjentów. Clin Neurol Neurosurg. 1997; 99(1): 26-30.
36. Schattschneider J, Hartung K, Stengel M, et al. Dysfunkcja śródbłonka w zespole bólu typu przeziębieniowego. Neurologia. 2006; 67: 673–75.
37. Davis KD, Treede RD, Raja SN, Meyer RA, Campbell JN. Miejscowe zastosowanie klonidyny łagodzi hiperalgezję u pacjentów z utrzymującym się współczująco bólem. Ból. 1991; 47(3): 309–317.
38. Cena DD, Long S, Wilsey B, Rafii A. Analiza szczytowej wielkości i czasu trwania analgezji wytwarzanej przez lokalne środki znieczulające wstrzykiwane do zwojów współczulnych pacjentów ze złożonym regionalnym zespołem bólowym. Clin J Pain. 1998; 14(3: 216–226.
39. Nelson DV, Stacey BR. Terapie interwencyjne w leczeniu złożonego regionalnego zespołu bólowego. Clin J Pain. 2006; 22(5): 438–442.
40. Freedman M, Greis AC, Marino L, Sinha AN, Henstenburg J. Złożony regionalny zespół bólowy: diagnostyka i leczenie. Phys Med Rehabil Clin N Am. 2014; 25(2): 291–303.

41. Maihofner C, Handwerker HO, Neundorfer B, Birklein F. Schematy reorganizacji korowej w złożonym regionalnym zespole bólowym. Neurologia 2003; 61: 1707-15.
42. Sudoh Y, Cahoon EE, Gerner P, Wang GK. Trójcykliczne antydepresanty jako długo działające lokalne środki znieczulające. Ból. 2003; 103: 49-55.
43. Max MB, Lynch SA, Muir J, Shoaf SE, Smoller B, Dubner R. Wpływ desipraminy, amitryptyliny i fluoksetyny na ból w neuropatii cukrzycowej. N Engl J Med. 1992; 326: 1250-1256.
44. Sindrup SH, Bach FW, Madsen C, Gram LF, Jensen TS. Wenlafaksyna versus imipramina w bolesnej polineuropatii: próba randomizowana, kontrolowana. Neurologia. 2003; 60: 1284-1289.
45. Perahia DG, Pritchett YL, Goldstein DJ. Duloksetyna dla pacjentów z bólem w obwodowej neuropatii cukrzycowej: 6-miesięczne otwarte badanie bezpieczeństwa. Pain Med. 2006; 7: 373-385.
46. van de Vusse AC, Stomp-van den Berg SG, Kessels AH, Weber WE. Randomizowane kontrolowane badanie gabapentyny w złożonym regionalnym zespole bólowym typu 1. BMC Neurol. 2004; 4: 13.
47. Carroll I, Curtin CM. Leczenie bólu przewlekłego po urazach nerwów/CRPS typ II. Warunki nerwów obwodowych: Używanie dowodów do prowadzenia leczenia. 2013; 29(3): 401–408.
48. Rosenstock J, Tuchman M, LaMoreaux L, Sharma U. Pregabalin w leczeniu bolesnej obwodowej neuropatii cukrzycowej: podwójnie ślepej próby kontrolowanej placebo. Ból. 2004; 110: 628-638.
49. Davies PS, Galer BS. Przegląd badań nad plastrem lidokainowym 5% w leczeniu neuralgii popółpaścowej. Narkotyki. 2004;64:937-947.
50. Sawynok J. Miejscowe środki przeciwbólowe w bólu neuropatycznym. Curr Pharm Des. 2005; 11: 2995-3004.
51. Schwartzman RJ, Alexander GM, Grothusen JR. Zastosowanie ketaminy w złożonym regionalnym zespole bólowym: możliwe mechanizmy. Ekspert Rev Neurother. 2011; 11(5): 719–734.
52. Azari P, Lindsay DR, Briones D, Clarke C, Buchheit T, Pyati S. Skuteczność i bezpieczeństwo stosowania ketaminy u pacjentów ze złożonym regionalnym zespołem bólowym: przegląd systematyczny. Narkotyki OUN. 2012; 26(3): 215–228.

53. Giusti A, Bianchi G. Leczenie złożonego regionalnego zespołu bólowego typu I za pomocą bifosfonianów. RMD Otwarte. 2015; 1(Suppl 1): e000056.
54. Barnhoom KJ, van de Meent H, van Dongen RT, Klomp FP, Groenewoud H, Samwel H, Nijhuis-van der Sanden MW, Frölke JP, Staal JB. Fizykoterapia narażenia na ból (PEPT) w porównaniu z konwencjonalnym leczeniem w złożonym regionalnym zespole bólowym typu 1: badanie kontrolowane randomizowane. BMJ. Otwórz. 2015; 5(12): e008283.
55. Oerlemans HM, Oostendorp RA, de Boo T, Goris RJ. Ból i ograniczona sprawność ruchowa w złożonym regionalnym zespole bólowym I: wynik prospektywnego randomizowanego kontrolowanego badania klinicznego adiuwantowej fizykoterapii versus terapii zajęciowej. Ból 1999; 83: 77-83.
56. Fialka V, Wickenhauser J, Engel A, Schneider B. Dystrofia odruchu współczulnego. Skuteczność leczenia fizykoterapeutycznego zespołu Sudecka. Fortschr Med. 1992; 110: 146-148.
57. Karmarkar A, Lieberman I. Lustrzana terapia pudełkowa na złożony regionalny zespół bólowy. Anestezjologia. 2006; 61(4): 412–413.
58. Bruehl S, Chung OY. Psychologiczne i behawioralne aspekty kompleksowego leczenia regionalnych zespołów bólowych. Clin J Pain 2006; 22: 430-7.
59. Raja SN, Grabow TS. Złożony regionalny zespół bólowy I (odruchowa dystrofia współczulna). Anestezjologia. 2002; 96: 1254-1260.
60. Freedman M, Greis AC, Marino L, et al. Complex Regional Pain Syndrome. Diagnoza i leczenie. Phys Med Rehabil Clin N Am. 2014; 25: 291–303.
61. Livingstone JA, Atkine RM. Dożylna regionalna blokada guanetydynowa w leczeniu pourazowego złożonego regionalnego zespołu bólowego typu 1 (algodystrofia) ręki. J Bone Joint Surg Br. 2002; 84: 380-386.
62. Rauck RL, Eisenach JC, Jackson K, Young LD, Southern J. Epiduralna kuracja klonidyną do opornej na odruchy współczulne dystrofii. Anestezjologia. 1993; 79: 1163-9.
63. Takahashi H, Miyazaki M, Nanbu T, Yanagida H, Morita S. Ketamina, antagonista receptora NMDA, znosi ból neuropatyczny po podaniu zewnątrzoponowym w przypadku klinicznym. Ból 1998; 75: 391-394.

64. Rho RH, Brewer RP, Lamer TJ, Wilson PR. Kompleksowy, regionalny zespół bólowy. Mayo Clin Proc. 2002; 77: 174-180.
65. Oakley JC, Prager JP. Stymulacja rdzenia kręgowego: mechanizmy działania. Kręgosłup. 2002; 27: 2574-2583.
66. Christo PJ, Jones CT. Kompleksowy Regionalny Zespół Bólowy: Podejścia terapeutyczne. W: Smith HS, redaktor. Aktualna terapia w bólu. Elsevier; 2009.
67. Van Buyten JP, Smet I, Liem L, Russo M, Huygen F. Stymulacja zwojów korzeni grzbietowych do leczenia złożonych regionalnych zespołów bólowych: seria przypadków perspektywicznych. Pain Practices. 2015; 15: 208-216.
68. Bodde MI, Dijkstra PU, den Dunnen WF, Geertzen JH. Odporny na terapię złożony zespół bólu regionalnego typu I: do amputacji czy nie? J Bone Joint Surg Am. 2011; 93(19): 1799–1805.
69. Moseley GL, Herbert RD, Parsons T, Lucas S, Van Hilten JJ, Marinus J. Intensywny ból wkrótce po złamaniu nadgarstka silnie prognozuje, kto będzie rozwijał złożony regionalny zespół bólowy: prospektywne badanie kohortowe. J Pain. 2014; 15: 16-23.
70. Guo TZ, Wei T, Kingery WS. Glucocorticoid inhibition of vascular a vormalities in a tibia fracture rat model of complex regional pain syndrome type I. Pain 2006; 121:158-167.
71. Van de Vusse AC, Stompe-van den Berg SG, Kessels AH, Weber WE. Randomizowane kontrolowane badanie gabapentyny w złożonym regionalnym zespole bólowym typu 1. BMC Neurol. 2004; 4: 13.
72. Millecamps M, Codere TJ. Szczury z przewlekłym bólem po niedokrwieniu wykazują wrażliwość i profil przeciwbólowy podobny do pacjentów z kompleksowym regionalnym zespołem bólowym typu 1. Eur J Pharmacol. 2008; 583: 97-102.
73. Ikeda K, Ogata E. Modulowanie przebudowy kości przez aktywną witaminę D: jej rola w leczeniu osteoporozy. Mech Ageing Dev. 2000; 116: 103-111.
74. Ikeda K. Witamina D, Osteoklastogeneza i Resorpcja Kości: od Wglądu Mechanistycznego do Rozwoju Nowych Analogów. Dziennik endokrynologiczny. 2007; 54: 1-6.
75. Barnhoom KJ, van de Meent H, van Dongen RT, Klomp FP, Groenewoud H, Samwel H, Nijhuis-van der Sanden MW, Frölke JP, Staal

JB. Fizykoterapia narażenia na ból (PEPT) w porównaniu z konwencjonalnym leczeniem w złożonym regionalnym zespole bólowym typu 1: badanie kontrolowane randomizowane. BMJ Open.2015; 5(12): e008283.

76. Oerlemans HM, Oostendorp RA, de Boo T, Goris RJ. Ból i ograniczona sprawność ruchowa w złożonym regionalnym zespole bólowym I: wynik prospektywnego randomizowanego kontrolowanego badania klinicznego adiuwantowej fizykoterapii versus terapii zajęciowej. Ból 1999; 83: 77-83.

77. Fialka V, Wickenhauser J, Engel A, Schneider B. Dystrofia odruchu współczulnego. Skuteczność leczenia fizykoterapeutycznego zespołu Sudecka. Fortschr Med. 1992; 110: 146-148.

78. van Wilgen CP, Geertzen JH, Dijkstra PU. Złożony regionalny zespół bólowy typu I, traktowany jako zespół bólu chronicznego. Ned TijschriftFysiother. 2002; 112: 69-76.

79. Bilgili A, Cakır T, Doğan SK, Ercalik T, Filiz MB, Toraman F. Skuteczność przezskórnej elektrycznej stymulacji nerwów w leczeniu pacjentów ze złożonym regionalnym zespołem bólowym: randomizowane, podwójnie zaślepione, kontrolowane placebo badanie prospektywne. J Back Musculoskelet Rehabil. 2016.

80. Devrimsel G, Turkyilmaz AK, Yıldırım M, Beyazal MS. Wpływ kąpieli w wannie z hydromasażem i elektrycznej stymulacji nerwowo-mięśniowej na złożony regionalny zespół bólowy. J Phys Ther Sci. 2015; 27(1): 27-30.

81. Perez RS, Zollinger PE, Dijkstra PU, Thomassen-Hilgersom IL, Zuurmond WW, Rosenbrand KC, Geertzen JH; CRPS I task force. Wytyczne oparte na dowodach w przypadku złożonego zespołu bólu rdzenia kręgowego typu 1. BMC Neurol. 2010; 10: 20.

FSC
www.fsc.org
MIX
Papier | Fördert gute Waldnutzung
FSC® C083411

Kolibri 360 GmbH
Ferdinand-Jühlke-Straße 7
99095 Erfurt, Deutschland
produktsicherheit@kolibri360.de

Druck:
CPI Druckdienstleistungen GmbH
im Auftrag der
Kolibri 360 GmbH
Ferdinand-Jühlke-Str. 7
99095 Erfurt